TIM PRÖSE

DER TAG, DER MEIN LEBEN VERÄNDERTE

TIM PRÖSE

DER TAG, DER MEIN LEBEN VERÄNDERTE

Von Menschen, die aus tiefster Krise zu sich selbst fanden

15 Begegnungen, die Mut machen

HEYNE

FSC www.fsc.org MIX Papier | Fördert gute Waldnutzung FSC® C083411

Penguin Random House Verlagsgruppe FSC® N001967

2. Auflage
Originalausgabe 2022

Redaktion: Dr. Heike Wolter
Bildredaktion: Tanja Zielezniak
Umschlaggestaltung: wilhelm typo grafisch,
unter Verwendung eines Fotos
von matsiukpavel/Shutterstock.com
Satz: Leingärtner, Nabburg
Druck und Bindung: CPI books GmbH, Leck
Printed in the EU
ISBN: 978-3-453-21827-7

www.heyne.de

»Ich setzte den Fuß in die Luft,
und sie trug«

HILDE DOMIN

Für meinen Freund
Jurek Rotenberg,
der mein Leben veränderte

INHALT

Unterwegs mit dem Seelenretter

Hermann überbringt Todesnachrichten und richtet wieder auf. Eine Reise durch die dunklen Nächte

Das Leben danach beginnt um fünf nach zehn.

Was von diesem Leben übrig blieb, halte ich in meiner Hand. Eine kleine Tüte bloß. In ihr liegt die letzte Habe der Toten von Gleis 5. Ihr Portemonnaie, ihre Zigaretten, ihr Feuerzeug. Der Ausweis im Geldbeutel offenbart, dass die Tote vor ein paar Tagen erst 30 Jahre alt wurde. Dann ihre Uhr. Das Glas über dem Zifferblatt ist zerborsten, die Zeiger sind stehen geblieben, als der Zug über die Frau fuhr. Fünf Minuten nach zehn. Der Zeitpunkt, als ihr Leben endete.

Die Tote von Gleis 5 ist ein »Personenschaden«, so sagt die Deutsche Bahn dazu, weil sich das Entsetzliche so einfacher aussprechen lässt. Die Zugführer teilen diesen »Schaden« beinahe täglich mit. Eine Durchsage wie so viele für die Fahrgäste. Dabei ist es doch eine Todesnachricht.

Ich sitze fast jede Woche in irgendeinem Zug, der irgendwo in Deutschland stehen bleibt. Meist fährt er bald weiter. Doch leider höre ich viel zu oft diese Nachricht durch die Lautsprecher meines Waggons. Ich habe mir angewöhnt, in diesem Moment zu beobachten, wie meine Mitreisenden weiterleben nach dieser »Störung«. Nach diesem Halt auf freier Strecke. Dieser Katastrophe, die uns erreicht, wenn wir uns in den Polstern der ICE-Sessel zurücklehnen.

Während ein Mensch vor Sekunden zerschellte.

Viele im Waggon, denen ich zusehe und zuhöre, seufzen. Andere neben mir stöhnen jäh auf, ein paar sogar, weiter hinten, schimpfen, »wer sich denn da um Himmels Willen wieder umbringen musste?!« Und andere fragen: »Schlimm, das alles ... aber hätte der nicht auch mal an seine Mitmenschen denken und sich erschießen können?« Und wieder ein anderer raunte vor Kurzem bei einem anderen Vorfall: »Na toll! Wegen dem werd' ich meinen Termin nicht schaffen!«

So in etwa klingt das Echo auf das Ende eines Menschenlebens in einem ICE. Es könnte aber auch eine S-Bahn sein oder ein Vorortzug, in dem wir mal wieder zu spät zur Arbeit kommen.

Deswegen, auch deswegen, stehe ich jetzt, ein paar Monate später, mit dieser Tüte in der Hand vor einer fremden Tür, irgendwo in München. Weil ich in diesem Buch von Schlägen des Schicksals erzählen möchte und von Tagen, nach denen nichts mehr ist, wie es einmal war. Aber auch von neuer Hoffnung. Neuer Stärke. Neuem Leben nach dem Tod.

Ich begleite dafür Menschen, die mitten in dem, was wir das normale Leben nennen, ganz plötzlich hinabfallen in das, was wir als »ganz unten« bezeichnen.

Ich werde als Reporter aber auch dabei sein, wenn diese Menschen wieder Anlauf nehmen, um ihr Leben neu zu beginnen, sich zu erheben nach dem großen Sturz. Oder wenn sie sich an diese Zeit des Aufbruchs erinnern.

Die Wissenschaft nennt dieses Phänomen »Resilienz«. Gemeint ist die Widerstandskraft der Seele.

Beginnen möchte ich mit jenen »Personenschäden«, die nicht nur ein Leben beenden, sondern auch die Leben der Hinterbliebenen eines solchen »Schadens« für immer verändern. Von einem Augenblick auf den anderen ist alles anders. Ein privater Weltuntergang hat sich ereignet für ein paar Menschen, die diesen Toten kannten oder liebten. Diese untergegangene Welt bleibt uns verborgen, und wir wollen das auch so. Wir haben uns an vieles gewöhnt.

Seit aber die Mutter eines meiner besten Freunde vor drei Jahrzehnten auf einem Bahngleis aus dem Leben ging, gelingt mir das nicht mehr.

Auch dieser Beutel in meiner Hand bricht mit vielem, an das ich mich versucht hatte zu gewöhnen. Er birgt letzte Dinge. Neben mir steht Hermann Saur. Sein Leben lang schon steht er vor fremden Türen. Steht durch. Steht bei. Hält stand. Er ist von der Kriseninterventionshilfe.

Das Glück steht vor der Tür... so heißt es zumindest. Aber das stimmt nicht. Nicht, wenn Hermann Saur klingelt. Dann steht das Unglück davor.

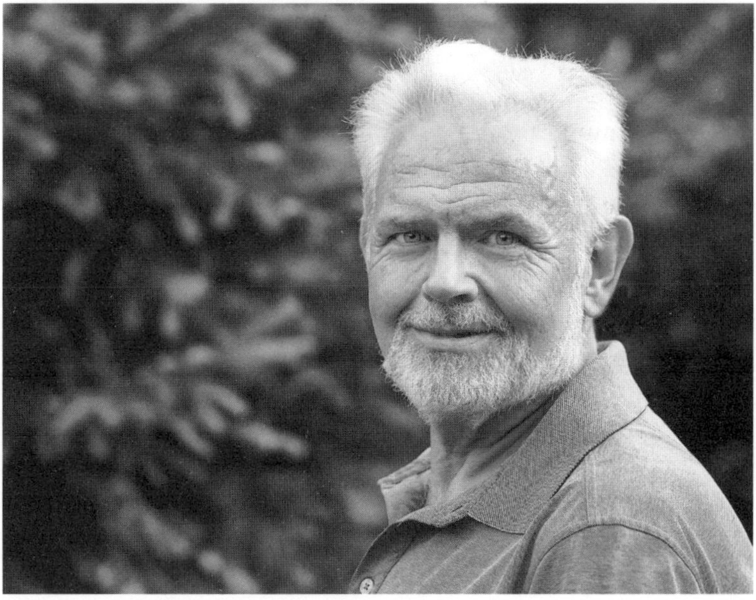

80 Prozent der Deutschen sterben als relativ alte Menschen oder weil eine Krankheit den Tod zuvor angekündigt hat, sagt Hermann. Doch 20 Prozent aller Tode in Deutschland kommen plötzlich und unerwartet. An irgendeinem viel zu frühen oder bis dahin so harmlosen Tag. Für diese Tode und Tage ist Hermann Saur zuständig. Wenn er irgendwo hineilt, geraten Leben aus den Fugen. Von jetzt auf gleich. In nur einem Moment.

Es gibt die Erste Hilfe. Und es gibt die Letzte Hilfe. Die leistet Hermann Saur. Er soll der starke und feste Rahmen sein für den Kern dieses Buches. Alles, was ich mit ihm erlebe, führt schließlich zu den Menschen, die ich porträtiere und deren Geschichte ich in diesem Buch nachzeichne.

Diesmal ist es ein Tag im Hochsommer. Wir haben uns gerade auf den Weg zur Mutter der jungen Frau gemacht, die sich vor den Zug geworfen hat. Zwei Polizisten warten schon. Sie haben noch nicht geklingelt. Sie nehmen Hermann und mich am Hauseingang in Empfang. Hermann wird die Sache jetzt übernehmen. Einer der Beamten hält ihm den Plastikbeutel hin. Er nimmt ihn und reicht ihn an mich weiter. Ich soll ihn der Hinterbliebenen gleich übergeben, denn ich will und ich darf Hermann für dieses Buch begleiten. Dann muss ich das jetzt tun und nicht nur erstarren in der Wucht dieses Moments.

Hermann überbringt Todesnachrichten. Bei etwa einem Drittel seiner Einsätze ist er der Erste, der das Unsagbare ausspricht. In den anderen zwei Dritteln ist der Tod schon seit ein paar Minuten bekannt und das Beben, das er mit sich bringt, schon losgebrochen. Wenn Hermann jetzt an dieser Tür klingelt, wird eine Mutter öffnen, die gerade ihre Tochter verloren hat. Sein Blick fällt auf die Klingelknöpfe. Jetzt nur nicht den Falschen wecken.

Hermann Saur ist ein Erstretter für die Seele. Hauptberuflich war er bis 2020 Leiter der Münchner Notfallseelsorge und katholischer Diakon. Ein Diakon ist ein von der Kirche geweihter, aber nicht zölibatär lebender Mann, der in »besonderer Weise denen verpflichtet ist, die auf Hilfe angewiesen sind«. Das Vorbild der Diakone ist der Samariter.

Wenn Hermann die Nachricht vom Tod überbringt und den Hinterbliebenen beisteht, kommt er den Menschen aber meistens nicht mit dem lieben Gott. Stattdessen ist er ganz weltlich im Auftrag des »Krisen-Interventions-Team München« (KIT) unterwegs. Das KIT in dieser Stadt besteht aus 50 Männern und Frauen, die verschiedenen Not- und Rettungsdiensten angehören. Hermann arbeitet ehrenamtlich wie alle KIT-Leute. Meist dauert seine Bereitschaft 24 Stunden lang. Gern aber auch ein ganzes Wochenende.

Diesmal ist Hermanns Dienstplan anders. Weil ich ihn begleite, sind wir zwei Wochen am Stück im Einsatz. Und nun, vor dieser Tür der Mutter, wartet unser erster gemeinsamer »Fall«.

Ich wollte unbedingt mit Hermann losfahren. Weil ich irgendwann auf meinen vielen Reisen gespürt habe, dass ich selber auf einen »Personenschaden« mit einigem Unmut reagierte. Beim letzten Mal stand mein ICE stundenlang im Nirgendwo. Und dann erschienen Männer vor meinem Zugfenster. Erst Polizisten, dann Sanitäter, dann die Bestatter. Und mittendrin Frauen und Männer in roten Uniformen mit dem KIT-Aufnäher an ihren Jacken.

Vögel kreisten über der Szenerie. Krähen. Auf der Suche nach dem, was übrig geblieben war.

In diesen Stunden auf freier Strecke merkte ich, dass es mal wieder an der Zeit für mich war, ein anderer zu werden. Oder wenigstens etwas an mir zu ändern. Ich wollte nicht länger taub und kühl, vielleicht sogar verärgert sein, wenn mich der nächste »Personenschaden« aufhalten würde. Ich wollte meine Empfindsamkeit für diese scheinbar so fernen und namenlosen Toten wiederbeleben.

Ich wollte wieder fühlen wie das Mädchen im Grundschulalter in meinem stillstehenden Waggon, das aus dem Fenster auf die Szenerie starrte und das seine Eltern solange fragte und fragte, bis sie ihm endlich sagten, was geschehen war. Und das dann, als es langsam begriff, erschüttert war und durch den Waggon irrlichterte. Das suchend durch die Fenster ins Freie schaute. Helfen wollte. Und seine Mutter fragte: »Mama, was können wir jetzt tun?«

Ich suchte in diesem Moment in meinem Handy nach ersten Infos zur Kriseninterventionshilfe. Und als ich das Mädchen beobachtete, fühlte auch ich mich tatsächlich schon ein ganz kleines bisschen wieder wie ein Kind. Ein Junge, in dem sich damals schon dieser merkwürdige Wunsch ausbreitete, Journalist zu werden. Weil man in diesem Beruf so fragen darf, ja, so fragen muss, wie dieses Mädchen. Auch nach dem, was gern verschwiegen wird. Und weil man in einem Reporterleben mit etwas Glück viele Leben in diesem einen leben kann.

Am liebsten traf ich dafür in den vergangenen drei Jahrzehnten Menschen, deren Leben sich jäh verändert hatte. Und die das oft ganz wundersam durchstanden. Resiliente Menschen eben. Vielleicht interessierte mich in meinem Journalistenleben auch deswegen das Schicksal von Holocaust-Überlebenden so sehr. Oder das von Menschen, die sich dem Schicksal und den Gesetzen des Kriegs widersetzten.

Ich wollte diese anderen Leben mitfühlen, am liebsten ein paar Tage lang mitleben. Und dieses Gefühl dann aufschreiben und es verbreiten. Diesem Empfinden zu etwas mehr Macht verhelfen.

Es sollte aber nicht irgendeine Geschichte sein. Sondern eine, in der es um Leben und Tod geht. Nicht, weil ich eine Sensation erleben wollte. Bitte auch keinen Krimi, denn ich mag die meisten Krimis nicht. Sondern weil die wichtigsten Geschichten, jene, die wir im Gedächtnis behalten und die uns umtreiben, immer um Leben und Tod gehen.

Auch deswegen habe ich mich vor ein paar Jahren beim KIT München in aller Form beworben, einen ihrer Helfer begleiten zu dürfen. Und mit ihm loszufahren. Hinein in die Straßen, die ich noch nie zuvor befahren hatte. Um vor Türen zu stehen, durch die ich noch nie gegangen war. Und so begegnete ich Hermann. Er wurde ausgewählt dafür, weil der Chef vom KIT meinte, wir würden vielleicht gut zusammenpassen. Das stimmte. Ich bin seitdem befreundet mit Hermann.

Die zwei Wochen mit ihm versetzten mich in eine andere Welt. In eine, in der es nicht nur diesen *einen* Tag gibt, der ein Leben für immer verändert. Nein, in Hermanns Leben ist *jeder* Tag ein solcher Tag. Zumindest wenn er an diesem Tag Dienst hat. Wo er auftaucht, zerteilt sich die Zeit der Menschen, die ihm begegnen, in zwei Hälften: in die eine, bevor sie ihn kennenlernten. Und in jene, nachdem sie ihn trafen. Nur eines ist dabei sicher: Dass nichts bleibt, wie es war, wenn er da war.

Deswegen beginnt dieses Buch mit Hermann und führt in seine Wirklichkeit, die so anders ist als unsere. Die aber real ist, weil sie sich immer und andauernd um uns herum ereignet. Auch wenn wir sie noch so scheuen. Diese Welt kommt nicht in den Schlagzeilen vor. Wohl aber in diesem Kapitel. Ich finde, es wird Zeit dafür. Denn irgendwann in unseren Leben werden wir einen Ausschnitt aus Hermanns Welt womöglich selbst erleben, eine Rolle in ihr übernehmen. Meist gegen unseren Willen.

Gleich wird es so weit sein. Dann werden wir eintreten ins Wohnzimmer der Mutter, die ihre Tochter verloren hat. Noch stehen wir vor dem Mietshaus und schauen hinauf in die kleine, vermeintlich heile Welt hinter gerüschten Gardinen. Gleich müssen wir den Schrecken in dieses Idyll von München bringen.

Hermann tut das nicht zaghaft, nicht schleichend, sondern mit festem Schritt und noch festerer Stimme. Er bleibt standfest, wenn er auch noch so gütig und gutmütig aussieht und gleich wie ein alter Freund im Türrahmen stehen wird. Von seiner kantigen und wuchtigen Gestalt ist er eine Art Gegengewicht zu all dem Grauen, dem er sich stellt.

Dieser Mann wirkt nicht so, schon gar nicht mit seinem lieben Blick aus blauen Augen, seiner Meckifrisur und seinem weißen Bart. Aber wenn er irgendwo erscheint, setzt die Zeit aus. Sie liegt dann zerbrochen, zerstört oder zumindest angeknackst und verformt vor einem. Und man denkt an eine dieser Uhren, die Salvador Dalí sein Leben lang gemalt hat. Die so aussehen, als fielen die Zeiger aus ihren Zifferblättern, als zerfließe ihr Metall. Bis es auf den Boden seiner Bilder tropft wie Tränen.

Wenn Hermann irgendwo ankommt und wieder mal vor einer dieser Türen steht, hört hinter ihnen eine Zeit auf zu sein. Und mit ihr meist ein ganzes bisher schön und gut, vielleicht aber auch bloß recht und schlecht gelebtes Leben.

Genau dorthin nimmt mich Hermann mit. Ich steige zu ihm in sein Kriseninterventions-Mobil. Eine Art Krankenwagen, nur dass in seinem Inneren niemand verbunden, geschient oder reanimiert wird. Trotzdem hat dieses Mobil Blaulichter auf seinem Dach. Jene der neuesten Generation. Stroboskopartig stechen sie ins Dunkel. Wenn Hermann sie einschaltet mitten in der Nacht, tauchen sie ganze Häuserreihen in einen kalten Schein. Eine Art Dauerblitzlicht durchzuckt dann jeden Meter, den er zu seinem nächsten Einsatzort eilt, und schlägt taghelle Schneisen in das Schwarz.

Mit diesem Licht auf dem Dach seines Mobils fuhr ich mit ihm durch die Nächte. Ich tauschte mein geregeltes Dasein noch einmal gegen eine Praktikantenstelle. Ich hospitierte als sein Assistent. Der Arbeiter-Samariter-Bund (ASB), in dessen Namen Hermann unterwegs ist und der das KIT, das ausschließlich von Spenden lebt, organisiert, prüfte mich dafür wie bei einem Vorstellungsgespräch. Die Frauen und Männer vom ASB ließen mich schließlich auch deswegen mitfahren, weil ich vor meinem Studium als Rettungssanitäter im Einsatz war. Die meisten KITler üben einen ganz normalen Vollzeitjob aus, haben aber ursprünglich eine Ausbildung zum Sanitäter, zur Ärztin oder zum Feuerwehrmann gemacht oder waren beim Technischen Hilfswerk.

Und dann staffierte mich Hermann mit der gleichen Uniform aus, die er trug. Blaue feuerfeste Hose, weißes Poloshirt und eine signalrote und ebenfalls flammenabweisende Jacke mit dem Emblem des ASB und der Aufschrift »Krisen-Interventions-Team«. Die Lettern auf Brust und Rücken reflektieren und blinken schon im Halbdunkel hell.

Ein Anzug, der jeden KIT-Helfer schützen soll, wenn er dorthin geht, wo es wehtut. Er soll ihn gegen das Blut, den Rauch und die Flammen wappnen, wenn er als einer der Ersten hilft, oft nach einem schrecklichen Unfall.

Wenn ich mich in diese Uniform zwang, fühlte es sich an, als hätte ich eine Rüstung angelegt. »Die brauchst du auch für das, was wir erleben werden«, sagte Hermann und schickte seinen Worten ein väterliches Lächeln hinterher.

Mit diesen Sachen im Gepäck verließ ich meine Wohnung in München und zog bei Hermann und seiner Frau Eveline ein. Ich schlief im alten Kinderzimmer ihrer Tochter, in dem Hermann jetzt lauter Feuerwehr-Miniaturautos geparkt hat, stolz und ordentlich in den Regalen und auf dem Fenstersims.

Denn Hermann ist das, was wir Knirpse damals alle werden wollten, bevor unsere Träume bald schon nicht mehr so sehr brannten. Er ist ausgebildeter Feuerwehrmann und bis heute stolz darauf. Sein Handy steckt er in eine Schutzhülle, die aus einem Feuerwehrschlauch gemacht ist.

Der Mann ist aber schon lange kein Brandbekämpfer mehr im direkten Sinne. Aber bis heute löscht Hermann Feuer, zumindest versucht er es. Die vielen, die losbrennen in den Seelen, wenn das Schicksal nicht gütig ist, sondern wie ein Brandbeschleuniger wirkt. Als hätte jemand Unsichtbares einen Molotowcocktail in unser Innerstes geschleudert. Wenn die Not also am größten ist, dann kommt Hermann.

Wir tun im Leben gerne so, als geschähen solche Katastrophen nur in den Krimis und Dokus im Fernsehen, in den schlechten Nachrichten oder weit entfernt auf der Welt. Besonders häufig erleben wir sie durch Hörensagen. Doch dann ereignen sie sich irgendwann in unserer Nähe. Vielleicht sogar in unserem Stadtteil, in unserem Viertel, selten, aber mit einiger Sicherheit dann in unserer Straße oder gar nebenan ... Und doch, so hoffen wir noch immer, nie bei uns. Was für ein Irrtum.

Hermann stellt sich dem Schmerz. Wenn er jetzt an dieser Tür klingelt, wird es kein Zurück geben. Er pendelt vor und zurück und schiebt das Schicksal noch für ein paar Sekunden auf. Es kostet Überwindung, auch nach all den Jahren.

Unsere Blicke fallen auf die Klingelknöpfe. Ich knipse meine Handy-Taschenlampe an. Der Lichtschein tastet die Namen ab. Dann läutet Hermann. Einmal, zweimal, dreimal. Im ersten Stock geht das Licht an. Es wirft einen Schein ins Dunkel vor der Tür. Hinter den Gardinen taucht der Schattenriss einer Frau auf. Nur ein paar Sekunden noch lebt sie in ihrem alten Leben.

Vor dem Haus der Mutter reckt Hermann seinen Brustkorb. Er will gefasst wirken. Und doch nimmt es auch ihm nun den Atem.

Er wird gleich das Unsagbare sagen müssen. Er wird der Mutter gegenüberstehen. Sie wird ihn anschauen aus großen Augen. Und mitten in ihre Ahnungslosigkeit hinein wird er der Mutter sagen: »Es tut uns sehr leid, aber Ihre Tochter lebt nicht mehr.«

Der Türöffner summt. Hermann muss das Grauen in den ersten Stock tragen, ich darf mich als Praktikant an seiner breitschultrigen Seite wenigstens ein wenig wegducken. Noch. Wir stapfen die Stufen hoch.

Die Wohnungstür öffnet sich, im Türspalt erscheint das Gesicht der Mutter. Hermann und ich gehen auf sie zu. Hermann wirkt auf mich erstaunlich leicht, fast hat er nun etwas Schwebendes an sich, während mir jeder meiner Schritte tonnenschwer erscheint. Die Dame bewegt sich zaghaft, sie hat etwas Durchscheinendes. »Ja, was ist denn?«, fragt sie leise.

Eigentlich hat Hermann eine freundliche Brummbärstimme, doch im Einsatz legt er sich eine professionelle Tonlage zu. Wie es ein Arzt bei einer schlimmen Diagnose tut. Noch im Flur sagt Saur den Satz, den man schon so oft in Fernsehkrimis gehört hat. Er spricht ihn bedächtig, aber auch erstaunlich unumwunden aus: »Es tut mir sehr leid, aber Ihre Tochter lebt nicht mehr.« Die Frau im Türrahmen erstarrt. Hermann setzt nach und fragt: »Dürfen wir reinkommen?«

Die Mutter bleibt in ihrer Starre. Sie steht da im Flur, ihr Mund will sich zu einem Schrei öffnen, doch der Ruf erstirbt.

Sie öffnet ihn ein zweites, ein drittes Mal, bis ein fast lautloses »Nein« hervorbricht. Das gilt nicht Hermanns letzter Frage, sondern es ist ein ungläubiges »Nein«. Immer wieder ein »Nein«, ein in zwei Silben erstickendes »Nei-ein«.

Die kleine Wohnung der 68-jährigen Frau zeugt von Armut, im Wohnzimmer stehen abgewetzte Möbel, der Teppichboden ist zerschlissen. Im Flur hängt ein Bild von Dürers »Betenden Händen«. Die Frau blickt erst auf die Hände an der Wand, dann auf ihre eigenen, zitternden und versucht, sie zu falten.

Hermann Saur nimmt ihre rechte Hand und hält sie. Der Blick der Mutter fleht ihn an: »Was soll ich denn nun machen? Wo ist denn jetzt mein Mädchen?« In Hermann Saurs Gesicht stehen Mitgefühl und eine Spur des Schreckens. Er wendet sich mit seiner ganzen Statur der Frau zu. Er behütet mit seiner Gestalt.

Sein Blick weicht nicht aus. Er wird der Dame nicht alles erzählen, was er von den Polizisten weiß. Dass ihre Tochter vor wenigen Stunden aus der Psychiatrie rannte, dass sie zum U-Bahnhof Marienplatz hetzte, dass sie dort am Bahnsteig wartete, bis sie das Licht im Tunnel sah. Dass sie dann auf das Gleis sprang.

Hermann sieht dem Schmerz in seine Augen. Und das niemals nur im übertragenen Sinn. Sondern immer real, immer hautnah: wenn er den Menschen gegenübersteht. Er hält ihren Blicken stand, wenn er das Unaussprechliche ausspricht. Er sieht in Augen, die sich vor ihm voller Unglaube und Entsetzen weiten und in denen dann etwas bricht.

Ganz wichtig, so erklärt er mir nach dem Einsatz, sei es, den einen schlimmen Satz der Todesnachricht möglichst schlicht und schnell auszusprechen, ohne ihn zu verzögern oder zu verschleiern. »Denn ich versetze meinem Gegenüber ja in diesem Moment einen Schlag.« Je zielgerichteter und zügiger dieser Schlag kommt, je deutlicher er also die Katastrophe mitteilt, desto eher erspart er dem Empfänger, weiter in diesem Nebel auszuharren.

Hermann hat schon Polizisten neben sich erlebt, denen genau das schwerfiel. Die den Hinterbliebenen schützen wollten. Die mit »Sie müssen jetzt ganz stark sein!« anfingen, dann mit »Wollen Sie sich nicht erst einmal setzen?« und dann mit »Soll ich Ihnen ein Glas Wasser holen?« weitermachten. Genau dieses gut gemeinte Hinauszögern der Nachricht sei es, das das Leid verlängere und sogar Aggressionen auslöse oder verstärke. Hermann muss direkt aussprechen, was passiert ist. Wenn er auf Umwegen davon erzählen würde, wäre das noch viel quälender.

»Denn der Mensch will wissen, was passiert ist. Oft hofft er doch schon seit Stunden auf eine erlösende Nachricht seines Partners oder Kindes, vergeblich. Er schreit nach der Wahrheit«, erklärt Hermann. Allein schon, dass Hermann mitten am Tag oder in der Nacht irgendwo in einem Treppenhaus erscheint in seiner Uniform, ist ja ein Teil der Schreckensnachricht.

Viele Menschen werden diesen Moment vielleicht einmal, vielleicht sogar mehrmals im Leben erleiden: den Schmerz, der zusticht, der einen umhaut, der einen fast erwürgt oder der einen benommen zurücklässt, wenn man einen lieben Menschen plötzlich verliert. Saur kennt ihn in all seinen Schattierungen. Wie ein Polarmensch, der in seiner Sprache mit den vielfältigsten Namen für Schnee-Arten vertraut ist, weiß Saur um die Bandbreite der Ausdrucksweisen für Schmerz: »Sie geht von einer brutal emotionalen Reaktion, also von Menschen, die laut weinend aufschreien, bis zum anderen Ende der Möglichkeiten. Dann steht ein total erstarrter Mensch vor mir. Das ist jener Typus, der glaubt, dass mit dem Leben des soeben gestorbenen Menschen auch seines zu Ende geht«, sagt Saur.

Und oft liege in den Sekundenbruchteilen zwischen dem Öffnen der Tür und seinem Satz die kurze Hoffnung, dieser Fremde da in Uniform möge jetzt bitte nur eines sagen: dass der Mann, die Frau oder das Kind bloß schwer verletzt sind. Und nicht tot.

Die Mutter im Flur fragt Saur nun immer wieder: »Wo ist denn mein Madel jetzt? Kommt sie denn nun nicht mehr heim zu mir?«

Hermann Saur schüttelt den Kopf. »Ihre Tochter ist nun in der Rechtsmedizin«, sagt er und legt Wärme in den Satz, der kalt, der aber die Wahrheit ist. »Ich darf nichts beschönigen«, erklärt Saur später. In den Augen der Mutter sammeln sich Tränen. »Warum muss ich das noch erleben?«, fragt sie. Saur erwidert: »Es gibt keine Antwort. Vielleicht, weil Ihre Tochter unter Depressionen litt, und es keinen Ausweg für sie gab.« Während Hermann mit der Mutter nun bespricht, wie es weitergehen soll, koche ich einen Kakao in der Küche, den hat sie sich gerade gewünscht, als ich sie fragte, ob sie etwas trinken möchte.

Dann sitzen wir am Wohnzimmertisch und hören der Mutter zu. Sie spricht viel von ihrer Tochter, als diese ein Kind war. Dann deutet sie auf die silbergerahmten Erinnerungen auf ihrer Kommode. »Sie war doch ein fröhliches Kind«, sagt sie, »aber nach der Pubertät veränderte sie sich immer mehr. Da war diese Traurigkeit in ihr. Die hab ich versucht zu trösten, wie man das nun mal so macht als Mutter.« Bis dieser Trost die Tochter irgendwann nicht mehr erreichte. Und sie tiefer und tiefer im Schwarz ihrer Depression verschwand. Unerreichbar selbst für die Mutter.

Ich überwinde mich jetzt und überreiche der Mutter die Tüte mit der letzten Habe ihrer Tochter. Hermann hatte mich dazu vorher ermutigt. Die Mutter sieht die Sachen und fällt in sich zusammen. Erst jetzt scheint die Nachricht bei ihr mit aller Macht angekommen zu sein. Hermann Saur nimmt die rechte Hand der Mutter und hält sie. Einer mit weniger Erfahrung würde jetzt vielleicht auf die Mutter einreden. Bloß nicht diese Stille ertragen wollen, in die das Weinen der Mutter dringt. Aber Saur schweigt. Er sitzt neben der Fremden wie ein Freund, der nichts zu sagen braucht.

»Die meisten stürzen in einen Zustand der Dissoziation«, wird mir Hermann später erläutern, »mental reißt es sie auseinander. In Menschen, die mit einer plötzlichen Todesnachricht konfrontiert werden, laufen Überlebensprogramme ab: Kämpfen, fliehen oder erstarren.« Wenn das passiert, versucht Saur, dieses Notprogramm der Psyche zu stoppen. Deshalb ermutigt er jetzt die Mutter, die noch zögert, ihren Sohn anzurufen, aus ihrer Ohnmacht herauszutreten und zu handeln: »Ja, rufen Sie jetzt Ihren Sohn an und erzählen Sie ihm, dass seine Schwester tot ist!«

Später erklärt mir Hermann, was in der dissoziativen Frau in diesen Momenten vorging: »Was normalerweise zusammengehört, nämlich das Gefühl und der Verstand, spaltet sich auf. Ganz tief in sich spürt der Empfänger einer Todesnachricht: ›Jetzt ist alles aus!‹ Doch solange er mit seinem Verstand auswandert, ist es noch zu ertragen.« Ein psychologischer Fluchtreflex vor der Realität befalle die Hinterbliebenen.

Das Angstzentrum im menschlichen Gehirn, die Amygdala, beherrscht nun unser Tun. Ein Naturreflex. »Der Puls beschleunigt sich, die Muskeln aktivieren sich wie unter Lebensgefahr.« Einigen Angehörigen fällt in diesem Zustand oft nicht einmal mehr die Nummer des Notrufs ein. In genau diesen Minuten versucht Hermann, ein Setting zu schaffen, damit dieses Notprogramm in den Menschen stoppt. Weil man so nicht leben kann. In der ersten Stunde, nachdem er die Todesnachricht übermittelt hat, hilft er, dass wieder der Verstand einsetzt und die Angehörigen verstehen können, was geschehen ist.

»Beim nächsten Schritt ist es dann ganz wichtig, die Klappe zu halten«, sagt Hermann. »Und stattdessen nur abzuwarten und zu hören und zu fühlen, was der Hinterbliebene jetzt genau braucht.« Und wenn er in diesem Moment voll ohnmächtiger Wut mit seinen Fäusten auf Hermanns Brust schlagen will, dann erlaubt ihm Hermann auch das. Oder er hört ihm zu, wie er immer und immer wieder laut schreit.

Hermann lässt den anderen *sein*. Eine Kunst, den anderen so *sein* zu lassen und seinen ganz eigenen Umgang mit der Realität auszuhalten. Psychotherapeuten sprechen hier vom Konzept der radikalen Akzeptanz der Umstände. Hermann schafft es, sich abzugrenzen von den vielen Arten und Eigenarten, wie Menschen mit ihrem Leid umgehen. Stattdessen bleibt er bei sich und bietet Halt.

Ich frage ihn, ob sich sein Glaube in all den Jahren verändert hat durch seine Einsätze. Er antwortet: »Je länger ich unterwegs bin in der Intervention, desto abstrahierter glaube ich. Ich stelle mir den lieben Gott nicht mehr im Himmel vor. Aber für mich bleibt es dabei: Jesus hat uns vorgelebt, das Leid auszuhalten.«

Einen Sinn im Leid aber erkennt auch der Christ Hermann nicht: »In meinem Glauben gibt es keine Erklärung dafür. Ich weiß bloß, dass das Schicksal oft falschspielt.«

Da weiß ein Experte keine Antwort und gibt es offen zu. Wie selten ist das geworden in unserer Zeit. Ausnehmend anders, so wie es die gesamte Zeit mit Hermann ist. Sie setzte von Beginn an aus und ging jäher tief als jede andere zuvor in meinem Reporter- und Autorenleben. Schulter an Schulter begaben wir uns auf eine Reise und glitten sofort in lauter Menschenschicksale. Bei einer normalen Recherche dauert das naturgemäß immer Tage, meist sogar Wochen. Bis es so weit ist, bis der andere einen einlässt in sein Leben.

Die trauernde Mutter am Wohnzimmertisch sagt uns jetzt, dass sie ihre Tochter noch einmal sehen will. »Ja, gerne«, antwortet Saur, »es ist wichtig, dass Sie ihren Tod begreifen, auch ganz direkt. Dass Sie Ihre tote Tochter noch einmal berühren.« Und so fahren wir mit der Mutter ins Krankenhaus. Inzwischen ist es drei Uhr morgens. Hermann bringt die Lebenden mit den Toten zusammen, denn das tröstet.

Er befürchtet jetzt, dass die Leiche der Tochter entstellt ist. Deshalb bittet er die Mutter, kurz vor der Tür zum Kühlraum zu warten. Er vergewissert sich, dass nur eine Hand der Tochter, die rechte, die unversehrte, unter dem Tuch hervorschaut. Dann bittet er die Mutter herein. Jedes Mal, wenn sich die Tür zum Kühlraum öffnet, springt die Klimaanlage an und weht einen Eiswind in den gekachelten Raum.

Wieso entscheiden sich Krankenhausbetreiber für ein kaltes Neonlicht in solchen Räumen? Eines, das den Abschied noch kälter macht. Und wieso ist der Raum so gebaut, dass jedes Wort in ihm nachhallt? Und mit ihm jedes Schluchzen wie ein Echo.

Hermann deutet auf die Hand der Tochter. Die Mutter ergreift und streichelt sie. Wir schweigen. Fast eine Stunde lang hält die Mutter die Hand.

Dann lässt sie ihre Tochter los.

Später deutet Hermann, was in diesen Momenten geschah: Das »Fernziel« seiner KIT-Betreuung sei bereits erfolgreich angegangen worden: dass die Mutter in eine »Handlungsfähigkeit zurückkehrt«. Als Hermann in einem Wartezimmer des Krankenhauses ganz leise mit ihr besprach, welche Möglichkeiten der Beisetzung es gibt und welche Arten der psychologischen Betreuung, dann noch, welche Behörden morgen informiert werden müssen, wurde der Mutter vielleicht nicht leichter. Aber ein wenig klarer. Sie begann schon in dieser Nacht, ihre neue Rolle zu begreifen und anzunehmen – dass sie nämlich lebenslänglich mit dem, was geschah, umgehen muss. Dadurch wird sie aus der Passivität und Machtlosigkeit geholt und erhält ein Stück weit mehr »Kontrolle« über die neue Situation zurück.

Es sei ein großer Irrtum, anzunehmen, dass die Mutter nun getröstet sei, sagt Hermann jetzt mit all seiner typischen Selbstdistanz und Reflexion. Ich versuche noch, ihm zu widersprechen. Denn ich war doch gerade dabei und glaubte, dass die Mutter mitten im Leid wieder etwas Land zu sehen schien. Wenigstens eine kleine Insel ... »Nein«, hält Hermann dagegen, »wenn ich von solch einer Hinterbliebenen gehe, weiß ich, wie dreckig es ihr weiterhin gehen wird. Aber ich weiß auch, dass sie zumindest ahnt, was die nächsten Schritte sein werden.«

Folgt man Hermanns professionellen Gedanken, gibt es streng genommen also keinen Trost. Aber dank seines Besuchs hoffentlich auch keinen noch tieferen Fall ins Nichts.

Als wir die Mutter wieder nach Hause gefahren haben und allein sind, sagt Hermann zu mir: »Im Angesicht eines solchen Todes muss man nur eines: Aushalten.«

Wenn Hermann Saur von »aushalten« spricht, klingt es eher nach einem »Halten« als nach »aus«. Er besitzt eine große innere Stabilität und die Fähigkeit, sich abzugrenzen, dadurch kann er eine so gute Stütze sein. Und im Anschluss das Geschehene loslassen.

Er umfasst die Menschen, ohne sie zu berühren. Er umarmt sie meistens nicht, aber er hält sie in den haltlosesten Stunden ihres Lebens. Fast unmerklich. Oft, so sagt er, erinnern sich die Hinterbliebenen am Tag danach nicht mehr an ihn, selbst wenn er Stunden mit ihnen verbracht hatte. Weil sie im Schock waren. Weil dieser gestandene Mann etwas wunderbar Leichtes an sich hat. Er erscheint und verschwindet wieder.

Vorher aber taucht er in Schicksale ein wie Turmspringer ins Wasserbecken. Aus dem Stand heraus, kopfüber, im freien Fall. Mit dem einen Unterschied, dass er von dort aus dann nicht nur ein paar Meter, sondern gleich in jene Gefilde menschlicher Abgründe sinkt, die Tiefseetauchern vorbehalten sind.

Dieser Vergleich kommt mir in den Sinn, als wir wieder allein im Bus sitzen, und so erzähle ich Hermann davon. Er hebt seine Brauen, freut sich und antwortet: »Da fällt mir ein Witz ein, kennst du den? Treffen sich zwei Apnoe-Taucher. Sagt der eine zum anderen: ›Jetzt halt mal die Luft an.‹«

Wie gut tut es, jetzt ganz kurz zu lachen. Man atmet anders weiter. Dann bleiben uns wieder nur zehn oder fünfzehn Minuten Fahrt mit Blaulicht und Martinshorn. Wo wird das Schicksal diesmal zuschlagen? Tausende Male am Tag kriecht, dringt oder platzt dieser Schmerz irgendwo in ein deutsches Leben. Sei es der Ehemann, den beim Zähneputzen der Herzinfarkt traf. Sei es das Kind, das unter eine Straßenbahn geriet.

Hermann Saur und seine Münchner Kolleginnen und Kollegen sind eine Pioniertruppe des Arbeiter-Samariter-Bundes. Sie war schon dabei, als die Türme in New York fielen. Damals rief sie das Auswärtige Amt. Durch die vielen internationalen Einsätze hat sich das KIT seit seiner

Gründung im Jahr 1994 zum Vorbild für viele ähnliche Teams in ganz Europa entwickelt. Es war dabei, als ein Schüler im April 2002 in Erfurt Amok lief, als der Tsunami im Dezember 2004 fast einer Viertelmillion Menschen den Tod brachte. Hermann war dabei, als die Costa Concordia sank. Als in Paris die ISIS-Attentäter gewütet hatten. Als ein suizidialer Pilot die Germanwings-Maschine an eine Felswand steuerte. Hermann fällt es schwer, von Schlagzeilen-Katastrophen zu erzählen, bei denen er meist dabei war. Weil er einfach nur helfen und nicht Zeuge einer Sensation sein will.

Das KIT München ist pro Jahr fast 1000 Mal im Einsatz und hilft dabei mehr als 2700 Angehörigen. Die Ursachen für die Einsätze lesen sich in der Statistik so: Natürlicher Tod 42 %. Unfälle 27 %. Suizide 14 %. Gewalttaten 5 %. Sonstige 12 %.

Wir sind unterwegs in diesem München, das an guten Tagen so verschont von Unglück und beinahe heil erscheint. Wären da nicht die vielen Türen, vor denen Saur zu stehen kommt und hinter denen nichts mehr heil ist, wenn sie sich öffnen.

Die Notrufzentrale holt ihn herbei. In jeder seiner 24-Stunden-Schichten lernt er drei bis vier Wohnzimmer von innen kennen. Meist ist er mit seinem Kriseninterventions-Transporter wenige Minuten nach einem plötzlichen Tod am Ort der Trauer. Denn die Notärztinnen, Polizisten und Bestatterinnen folgen ihm erst später und haben dafür keine Zeit. Hermann Saur aber hat sie. Dazu ein großes Mitgefühl. Weil der Schmerz so groß ist.

Im letzten Kapitel dieses Buchs wird es ein Wiedersehen mit Hermann geben, und wir werden noch einmal unterwegs sein.

Bis dahin wird Hermann auf sich achtgeben. Alle drei Monate muss er zur Supervision, damit seine eigene Seele nicht taub wird. Und nach jedem Einsatz erstattet er dem Leiter des KIT offiziell Bericht und schätzt dabei auch den Belastungsgrad des Einsatzes ein. Die Helfer wollen so verhindern, dass einer von ihnen selbst zum Hilfsbedürftigen wird. Jenen bei der Mutter wird Saur am nächsten Tag als relativ einfach einstufen. Er sagt mir: »Der Begegnung mit dem Schmerz muss immer ein Moment folgen, in dem ich ihn wieder abgebe. Das geht aber nur, weil es nicht mein eigener ist.«

Genau einen solchen aber trägt er in sich, seitdem er als junger Mann erleben musste, wie seine Mutter über viele Jahre immer weniger wurde, bis sie starb. Und auch, als er sich vor vier Jahren von seinem geliebten Bruder verabschieden musste. »Ich habe mich aber nicht alleine gefühlt in meinem Leid«, sagt er.

Wie Sisyphos kämpft er immer wieder aufs Neue gegen den Schmerz an. Ein Ende ist nicht abzusehn, würde Heinz Rudolf Kunze singen. Uferlos ist das alles. Aber vielleicht muss man sich Sisyphos, der der Sage nach einen schweren Felsbrocken auf einen Berg wälzt, bis der, kaum oben angekommen, immer wieder herunterrollt, als einen glücklichen Mann vorstellen, so wie das der Politiker Franz Müntefering einmal sagte. Die meisten Menschen fürchten sich davor, immer wieder von vorne zu beginnen. Hermann tut es gern, jeden Tag aufs Neue.

Und so ist er genau in dieser scheinbaren Vergeblichkeit ein Vorbild in der modernen Trauerkultur. Sie hat sich sehr verändert.

Bis vor nicht allzu langer Zeit war es eine gängige Annahme in der Psychologie und Traumaforschung, dass ein Mensch nach dem plötzlichen Verlust eines sehr nahen Menschen nur gründlich und tief genug trauern müsse, um dann irgendwann mit dieser Trauer »durch« zu sein, sie quasi bewältigt, mit ihr abgeschlossen zu haben. Um dann wieder offen und frei für neue Beziehungen zu sein. Es galt der schöne Spruch, das man nun darüber hinweg sei.

Heute sehen das fast alle Wissenschaftler abgeschwächter und erkennen: Man ist eben nie »durch«. Ein wirkliches Ende der Trauer um einen Partner, ein Kind oder einen ähnlich geliebten Menschen wird es wahrscheinlich niemals geben, vor allem nicht bei jenen 20 Prozent der Todesfälle, die sich ereignen, ohne dass wir uns darauf vorbereiten können. Jener Menschen, die plötzlich und unerwartet sterben.

Die Trauer um sie, aber sicher auch um viele aus jenen 80 Prozent, deren Tod wir erwarten, nimmt vielleicht andere Formen und Farben an, aber sie wird lebenslang bleiben. Die Zeit heilt eben nicht alle Wunden, sondern sorgt allenfalls dafür, mit dem anfangs Unerträglichen gut leben zu können. »Und so braucht die Beziehung zum Verstorbenen ein anderes Fundament«, erklärt mir Hermann. »Wir sollten dem Toten einen neuen Platz in unserem Leben geben«, sagt er. »Er sitzt nicht mehr neben mir und trinkt wie ich Kaffee zum Frühstück, aber er ist doch noch da!« Und so bleibt die Beziehung, oft die Liebe, bestehen, auch wenn der andere gestorben ist.

Hermann bietet Hilfe mitten in der Ohnmacht an, vertraut aber auch auf die Selbstheilungskräfte des anderen. Er sorgt dafür, dass die Menschen die neue Situation annehmen und sich von Anbeginn der Katastrophe an die neue Einordnung gewöhnen, bis der Verlust des anderen kein scharfer Schock mehr ist. Er bringt den anderen zumindest auf eine Idee von einem Ausblick, wie das Leben weitergeht. Auch wenn es erst einmal nur ein Funktionieren ist.

Es geht darum, das Leid anzunehmen wie das Glück und mit beidem umzugehen. Durchaus gerne auch demütig.

Hermann nimmt den Menschen bereits nach dem ersten Schmerz die Hilflosigkeit und gibt ihnen ihr Kontrollerleben zurück. Das alles macht er, ohne ihre Gefühle zu verkennen oder zu übergehen.

Auch deswegen ist dieses Buch eigentlich kein Sach-, sondern ein Gefühlsbuch. Eines über Phönix-Menschen, die sich wunderbar im Wortsinn aus der eigenen Asche erheben. Dass ich in dem Buch oft auch die Ich-Form verwende, soll nicht mich, sondern jene Menschen hervorheben, denen ich nahekommen durfte. Stellvertretend nah für Sie, die Leserinnen und Leser. Ich möchte Sie mitnehmen.

Und ich schreibe dieses Buch auch deswegen, weil es an jene erinnern soll, die hoffentlich irgendwie und irgendwo doch dableiben, auch wenn sie nicht mehr da sind. Ist das ein Trost? Ich hoffe es.

Denn dieses Buch will ermutigen. Es will sich dem Leid stellen und es ausloten. Aber es möchte danach auch wieder lächeln und fröhlich sein. So wie es einer meiner Lebensverse beschreibt. Er stammt von Hanns Dieter Hüsch und passt zu diesem Buch:

Ich bin vergnügt
erlöst
befreit
Gott nahm in seine Hände meine Zeit
Mein Fühlen Denken
Hören Sagen
Mein Triumphieren
Und Verzagen
Das Elend
Und die Zärtlichkeit

Was macht, dass ich so fröhlich bin
In meinem kleinen Reich
Ich sing und tanze her und hin
Vom Kindbett bis zur Leich

Was macht, dass ich so furchtlos bin
An vielen dunklen Tagen
Es kommt ein Geist in meinen Sinn
Will mich durchs Leben tragen

Was macht, dass ich so unbeschwert
Und mich kein Trübsinn hält
Weil mich mein Gott das Lachen lehrt
Wohl über alle Welt

Sie können mir schreiben, wenn Sie möchten:
dertagdermeinlebenveraenderte@web.de

Hinweis: Wenn Ihre Gedanken darum kreisen, sich das Leben zu nehmen, bieten verschiedene Organisationen Hilfe und Auswege an:

Telefonseelsorge: 0800 – 111 0 111 oder 0800 – 111 0 222. Dort sind Mitarbeiter rund um die Uhr erreichbar, mit ihnen können Sorgen und Ängste geteilt werden. Die Telefonseelsorge bietet auch einen Chat an: telefonseelsorge.de

Für Kinder und Jugendliche gibt es außerdem die »Nummer gegen Kummer« – erreichbar montags bis samstags von 14 bis 20 Uhr unter 11 6 111 oder 0800 – 111 0 333. Eine Mailberatung für junge Menschen gibt es auch über www.jugendnotmail.de

Der Tod und das Mädchen

Lea sprang mit 17 von einer Brücke.
Nun kämpft sie sich zurück ins Leben.
Heinz Rudolf Kunze hilft ihr dabei

Leas Tag, der ihr Leben veränderte, beginnt im freien Fall. Es ist ein Tag im Frühling 2019.

Mittlerweile ist es Januar 2022, und ich sitze im ICE, um sie noch einmal zu besuchen. Das letzte Stück geht mit der S-Bahn von Essen Hauptbahnhof zu ihr nach Hattingen.

Aber Ort und Zeit sind eigentlich nicht wichtig. Denn Lea war fast schon einmal genau dort, wo beides nicht zählt. Im Himmel. Wenn sie mir gleich erzählen wird, was sie dort in diesem Zwischenreich erlebte, wird sie immer mal wieder zu ihm hinaufschauen. Sie wird ihren Kopf in den Nacken werfen, und ihr Blick scheint dann zu suchen. Sie hat zwischen Himmel und Erde, es ist nicht lange her, etwas Wunderbares erlebt. Dann, ja, gleich dann schon, fiel sie auf den Boden.

Im März 2019 sprang Lea von einer Brücke zwölf Meter in die Tiefe. Mit 17 Jahren. Lea war fast tot. Die Knochen ihres Körpers lagen in Splittern im hohen Gras.

Aber Lea lebt. Sie ist unzerbrechlich. Das sagt sie selbst. Es steht auch genauso eintätowiert in ihren linken Arm.

Ich begegnete ihr im Sommer 2020 an einem Herzens-Ort, zufällig. Nicht, dass mir dieser Ort vertraut oder besonders behaglich war, sondern weil ich dieses Mädchen dort mitten in meinen geliebten Liedern traf. Es war auf einem Konzert von Heinz Rudolf Kunze. Da saß Lea mit ihren 18 Jahren Leben vor mir. In Reihe eins. In Dinslaken.

In meinem Leben war ich für Kunze schon in die entlegensten Orte gereist. In Städtchen, die Namen tragen, als hätte dieser Dichter unter den Deutschrockern sie für eines seiner Lieder erfunden. Die Northeim heißen oder Meinerzhagen oder Rodewisch. Und weil sie so verwunschen oder verwegen klangen, manchmal sogar so entlegen wie einige seiner Lieder, fuhr ich diesmal an den Rand des Ruhrgebiets. Nach Dinslaken. Jawohl.

Auftritte von Popstars sind eher selten in Dinslaken. Deswegen hatte ich, gleich nachdem ich von seinem Auftritt erfuhr, auch diese Anekdote im Ohr. Sie stammt von meinem anderen geliebten Lebens-Poeten Hanns Dieter Hüsch.

Hüsch ist schon lange tot, aber seine anrührend komische Geschichte vom lieben Gott, der ihm in Dinslaken auf dem Fahrrad entgegenkommt, ist für mich sehr lebendig. Natürlich kam sie mir andauernd in den Sinn auf dem Weg in diese Stadt, lange bevor ich ausgerechnet dort Lea traf. Was für ein Zufall. Einer von denen, die es nicht gibt? Denn Hüsch beschreibt in seiner Anekdote, wie auch er einmal im Himmel gewesen war. Die Geschichte geht so:

»Ich weiß nicht, ob Sie das wussten, dass ich neulich für ein paar Wochen im Himmel war. Ich hatte ja den lieben Gott in Dinslaken auf dem Fahrrad getroffen, und seine Schwester hat ja auch in Dinslaken eine kleine Wäscherei, klein, aber fein, muss man sagen ... und der liebe Gott kommt immer mal vorbei, wenn er Zeit hat und gerade in der Nähe ist, dann hilft er seiner Schwester, so im Laden hinter der Theke oder fährt auch die Wäsche aus. Und ich war an dem Tag gerade in Dinslaken und hatte frei, zufälligerweise, ich weiß auch nicht ...«

Ich hatte auch frei, rechnete aber nicht damit, einen feierlichen oder gar göttlichen Moment in Dinslaken zu erleben. Ich dachte bloß an Hüsch, als ich tatsächlich im Kern des Städtchens an einer Wäscherei vorbeikam, in der sich haufenwolkenweiße Laken und Tischtücher stapelten.

Heute erst ahne ich, nachdem ich kurze Zeit später Lea traf, was Hüsch mit seiner Geschichte vielleicht sagen wollte: dass man etwas himmlisch Schönem eher an einem Ort begegnet, an dem man es niemals für möglich gehalten hätte. Eben nicht in New York, Rom oder Bora-Bora, wo es so viele suchen. Nein, vielleicht doch tatsächlich eher in Dinslaken. Auch wenn das lustig klingt.

An diesen lieben Gott in Dinslaken dachte ich also, als ich im Freilichttheater des Örtchens in Reihe zwei saß, unweit der Eisdiele »Etna«, in der ich vorher noch einen Schwarzwaldbecher gelöffelt hatte. Dann bummelte ich durch die City, passierte ein paar Fußgängerampeln, die nicht die üblichen Männchen grün oder rot leuchten lassen, sondern kleine, behelmte Bergleute mit Grubenlämpchen in der Hand.

Und dann trat ich ins Freilichttheater, das sich an eine alte Burgmauer schmiegt. Und sah gleich sie, wie sie in einem Rollstuhl hineinkam, ihre Eltern schoben sie. Sie nahm Platz vor mir und den ganzen Abend wunderte ich mich. Denn dieses Mädchen war der mit Abstand jüngste Besucher dieses Kunze-Konzerts. Und dann konnte sie auch noch so viele Texte von ihm mitsingen! Dabei klatschte sie, aber anders als alle anderen. Nur mit einer, ihrer rechten Hand auf ihr Bein.

Und erst jetzt bemerkte ich, dass ihre linke Hand aus Metall war. Sie konnte sie aber sehr geschickt bewegen mit den Nervenenden ihres halb amputierten Unterarms. Sogar einzelne Finger konnte sie an ihr heben und senken, sodass sie mit einem von ihnen auf ihrem Smartphone tippen konnte.

Gegen Ende des Konzerts sang Kunze seinen Song »So wie Du bist«, und ich freute mich, wie Leas Eltern sie während dieser Strophen in die Arme nahmen und mit ihrem Kind im Arm sanft hin und her schaukelten:

Denn so wie du bist
bist du wunderbar
Rettungsringe am Baum
wachsen Jahr für Jahr
Und ich hoff, dass es bleibt
genau so wie es ist
denn du bist einfach richtig
so wie du bist.

Nach der letzten Zugabe holte ich einmal tief Luft und sprach sie an: »Ich wundere mich, dass du den gleichen Musikgeschmack hast wie ich und wie deine Eltern, woher kommt das?«, fragte ich sie. Und sie antwortete mit einem feinen Lächeln: »Weil seine Musik und seine Lieder mich gerettet haben.« Ich staunte sekundenlang sprachlos. Dann traute ich mich und fragte sie: »Darf ich dich fragen, was mit dir geschehen ist?«

Und da antwortete das Mädchen erneut mit einem Satz, bei dem ich das Atmen kurz einstellte: »Ich bin vor einem Jahr von einer Brücke gefallen ...« In mein erneutes Staunen und Schweigen hinein zeigte sie ein Tattoo auf ihrem Oberarm: »Unzerbrechlich« stand dort unter ihre Haut geschrieben.

Die Schrift der Tätowierung war seltsam zackig, und das Wort »Unzerbrechlich« begann und endete ebenfalls mit einer Zickzacklinie, ähnlich wie die einer Fieberkurve.

Als Lea bemerkte, wie ich überlegte, was es damit auf sich haben könnte, sagte sie mir: »Das da vor und nach dem Wort, das soll an meine Herzfrequenz erinnern, als ich damals auf der Intensivstation lag ...« Da war sie 17. Und eigentlich tot.

Selbst als sie diese Worte aussprach, behielt Lea ihr Lächeln im Gesicht: »Diese Kurve erinnert mich immer daran, dass ich noch lebe, auch wenn es knapp war.« Ihr Mund, ja, ihr gesamtes Gesicht bewahrte eine Balance wie ein Akrobat, der unglaublich Anstrengendes leistet, aber dabei dennoch glaubwürdig lächelt. Und auch die Zuversicht, die in den Blicken von solchen Artisten liegt, besaß Lea in diesem Moment. Wie jene von Trapezkünstlern vielleicht, die loslassen und ohne jeden Halt dem anderen entgegenfliegen, weil sie wissen, dass dieser andere im Zirkushimmel sie auffängt.

Lea wurde nicht aufgefangen. Sie fiel aus zwölf Meter Höhe auf die Erde. Aber dennoch hatte sie nun diese Zuversicht im Blick.

Genau die war das Allererste, was mir in unserer ersten Begegnung auffiel. Denn ich hatte sie ja fast drei Stunden lang nur von hinten und im Abendlicht der Freilichtarena gesehen. In einem Bronzeschein hatte es sich über die Szenerie gelegt. Später strahlten sie die Bühnenscheinwerfer an. Und sie war in meinen Augen nur ein Schattenriss. Ein Scherenschnitt mit einem Geheimnis.

Nun aber sah ich ihr in die Augen, und nach dem ganzen Lächeln und dem Lebensmut bemerkte ich erst jetzt, dass da auch ein Bruch war in ihrem Gesicht. Man sah den Schatten der langen Spur, die er von Stirn bis Kinn hinterlassen hatte. Weil nicht nur fast all ihre Gliedmaßen gebrochen waren nach dem Sturz, sondern auch ihr Schädel und mit ihm sogar ihr Gesicht.

Lea ist eine hochgewachsene junge Frau. Ihre dunkelblonden Haare trägt sie zu einem Pferdeschwanz gebunden. Ihre Augen sehen auf alles, was sie erfassen, mit einer Neugier und einer Zugewandtheit. Und mit einem Silberblick, auch er ist eine Folge ihres Sturzes. Beinahe hätte Lea ihr Augenlicht verloren. Ihr Gesicht lässt das, was sie gerade fühlt, gleich erahnen. Und wenn ihr Mund lächelt, lächeln ihre Nase und ihre Augen mit. Lea verbirgt nichts, was in ihrem Gemüt liegt, sondern legt das alles offen. So sehr, dass es jeden gleich berührt, der in ihr Gesicht sieht.

Zusammen mit ihren Eltern machten wir uns nun auf den Weg hinaus aus dem Freilichttheater, und da sagte Lea: »Ich fiel damals nicht ohne Schuld von dieser Brücke herunter, sondern weil ich sprang.« Mit diesen Worten rollte sie schon zum Auto der Eltern.

Es blieb mir keine Zeit, ihre Sätze einfach stehen und ihrem Nachhall Raum zu lassen. Stattdessen musste ich mich schnell vorstellen, sonst wäre Lea jetzt nicht in diesem Buch: »Ich bin Journalist und Buchautor, liebe Lea«, sagte ich also zu ihr, »und ich recherchiere gerade ein Thema, in das du wunderbar hineinpassen würdest. Weißt du was, ich gebe jetzt deinem Vater mal meine Handynummer, und falls du dich mal irgendwann melden magst, würd' ich mich freuen. Dann würd' ich deine Geschichte gerne aufschreiben, aber lass dir nur Zeit, ich möchte dich jetzt und hier nicht ...«

Noch ehe ich diesen Satz ausgesprochen hatte, unterbrach mich Lea und antwortete: »Ich brauche keine Zeit, ich weiß das jetzt schon. Ich fände das schön, wenn du das tun würdest ... Vielleicht kann ich anderen Mut machen, wenn ich erzähle, was mir passiert ist. Vielleicht halte ich andere dann davon ab, sich etwas anzutun.«

Etwa 9500 Menschen bringen sich jedes Jahr in Deutschland um. Das sind mehr, als durch Verkehrsunfälle, Gewalttaten, Drogen und Aids zusammen ums Leben kommen. Jeder achte Todesfall unter Jugendlichen in Deutschland geht auf Suizid zurück. Diesen jungen Menschen ihrer Generation will Lea Mut machen, am Leben zu bleiben. Deswegen erzählt sie hier ihre Geschichte.

Lea leidet unter Depressionen und versuchte einen Suizid. Ihr Leben lang schon sucht sie nach dem Grund für ihre dunklen Gedanken. Sie hat ihn noch nicht gefunden bis heute. Das eint sie mit den meisten depressiven Menschen.

Ein paar Wochen nach dem Konzert fuhr ich von München zu Lea nach Hattingen ins Ruhrgebiet. In diese Stadt, die einst glühte, krachte und rauchte, mit ihrer legendären und lange schon stillgelegten Henrichshütte, aber auch mit ihren Fachwerkhäusern und Kopfsteinpflaster-Gassen, die Lea in ihrem Rollstuhl wippen lassen.

Ich kenne diese Strecke, die von meiner Wahlheimat in mein Heimatland führt, fast auswendig und tagträumte aus dem ICE-Fenster. Das bunte Band aus den immer gleichen Häusern, Bäumen und Feldern ließ ich an mir vorbeiziehen und freute mich auf die Rückkehr ins Revier. Dabei hörte ich, die Kopfhörer in den Ohren, immer wieder eines meiner Lieblingslieder von Kunze. Eines, von dem ich wusste, dass es auch Lea mag: »Der schwere Mut«.

Darin heißt es:

Wäre ich ein Dichter
dann wählte ich das Schweigen
Wäre ich ein Heiliger
dann wählte ich die Welt.
Wie die Dinge liegen
mache ich mir sanft zu eigen
was hinter unsern Augen
langsam in die Asche fällt.

In meinen Ohren ist es das Lied eines Schwermütigen, aber auch eines Menschen schweren Mutes, der trotz allem, was schwer auf ihm liegt, mut- und liebevoll weitermacht. Und deswegen passt es so gut zu Lea. Kunze singt nämlich weiter:

Wäre ich ein Tänzer
dann wählte ich die Lähmung
Wäre ich ein Sänger
dann wählte ich den Schrei
Bleiben von der Gegenwart
wird nichts als die Beschämung
So ist es gewesen
Ich war hemmungsvoll dabei
Ich denke, also bin ich
Also gut
Mein Lebensmittel ist der schwere Mut.

Auch bei Lea ist das so: Die Schwermut gehört wohl zu ihrem Leben dazu. Sie legt sich in ihr Gemüt und auf ihr Herz und betäubt so viel von ihrem Willen, auszubrechen. Neu zu beginnen. Doch Lea versucht nun, aus dieser Schwermut zu schöpfen, auch wenn diese sie fast zerstört hätte. Sie wird langsam zu ihrem Lebensmittel, wie Kunze es singt. Zuvor war sie bloße Last und auch höchste Gefahr. Nun macht sich Lea »sanft zu eigen, was hinter unseren Augen langsam in die Asche fällt«.

Lea ist sich neuerdings immer mehr der Macht, vielleicht sogar der guten Macht ihrer Schwermut bewusst. Und nicht länger nur ihrer Ohnmacht. Denn sie will nicht länger ohnmächtig sein vor lauter Schwermut, und so kämpft sie sich zurück ins Leben. Mit einer eigentümlichen Zartheit, die die Menschen um sie herum verblüfft. Sie macht sie sich nun mal »sanft zu eigen«.

Mit ihrer Psychotherapeutin sucht sie nach der Ursache. Die beiden haben ein Genogramm erstellt, eine Aufstellung von Leas Verwandten und Ahnen, die ebenfalls depressiv waren oder es gewesen sein könnten. Und dann gingen sie auf Spurensuche. In einem alten Tagebuch fand Lea einen Eintrag, als sie zwölf Jahre alt war: »Liebes Tagebuch, warum sind wir auf dieser komischen Welt? Was machen wir hier nur?«, schrieb sie damals schon hinein. Als sie es nun wieder las, war sie überrascht von sich selbst. Und brach die Spurensuche erst einmal ab.

Bis heute rätselt sie, was sie immer tiefer in die Depression trieb, selbst ihre Therapeutin muss passen. Auch das ist ein Wesensmerkmal der Krankheit, dieses schwierige Fahnden nach dem Warum für diesen steten Sog. Manchmal fragt Lea ihre Eltern: »Wisst ihr es?« Und auch sie versuchen, es sich zu erklären, doch leider gibt es selbst in der Wissenschaft nicht immer auf alles eine eindeutige Antwort.

So verborgen die Wurzeln ihrer Schwermut sind, so versteckt und vergraben sind auch die Erinnerungen an den Tag, als sie zu dieser Brücke ging. Immer wieder wird sich Lea während unserer Gespräche nur an winzigste Details erinnern, die ihr ganz weit entfernt und verschwommen wieder in den Sinn kommen. Splittersteine eines zerborstenen Mosaiks.

Sie weiß nicht einmal mehr, ob sie besonders traurig und niedergeschlagen war an diesem Tag. Obwohl, wenn sie sich genau zurückerinnert, war da doch eine traurige Szene. Ihre erste Liebe, die kurz zuvor zerbrochen war, stand wieder vor ihrer Tür und wollte noch einmal mit ihr reden. Das war an ihrem 17. Geburtstag. Lea ließ sich auf dieses Gespräch ein, aber es blieb verworren, unglücklich und schmerzhaft, so viel ahnt sie noch. Dann verblasst aber auch diese

Erinnerung. Und sie sagt: Das allein kann aber nicht der Grund gewesen sein für meinen Entschluss.

Wohl aber erinnert sie sich jetzt, wie sie schon öfter an eben diesem Brückengeländer gestanden und überlegt hatte zu springen. Wie sie in allem, was seelisch gesunde Menschen als den Lebenssinn sehen, nun mal keinen Sinn mehr sah. Und wie es sie förmlich hinabzog in die Tiefe. Lange ist es nicht her, dass erst ihr Vater und später auch ihre Mutter voller Sorge nach ihr gesucht hatten in der kleinen Stadt von Hattingen und ihre Tochter dann ans Brückengeländer geklammert fanden. Und schrien: »Lea! Komm da sofort runter!«

So sehr war ihr die Lebensfreude immer mehr entglitten in den vergangenen Jahren, dass sie nun tatsächlich manchmal lieber tot sein wollte ... Ihrer besten Freundin vertraute sie diesen Gedanken an und ihrer Psychotherapeutin, die sie damals schon in ihrer Depression betreute.

Ich besuche Lea und ihre Eltern in ihrer kleinen Mietwohnung zum Kaffee. Lea hat einen »Knusper-Kuchen« gebacken. Schon auf dem Weg zu ihr schickte sie mir per Smartphone ein Video davon. Mit ihrer Metallhand zersplitterte sie eine Karamellschicht in lauter kleine Stücke, und jedes Mal, wenn sie mit ihrer Hand zuschlug, hörte man in dem Video, wie der Mechanismus ihrer Hand arbeitet, summt und surrt und leise rattert, wie man es von Robotern kennt. Als würde jemand ihre Hand fernsteuern.

Dann sitzt sie im Rollstuhl im Türrahmen, und wir freuen uns über das Wiedersehen. Das Reden über so viel schwer Aussprechliches tut Lea gut. »Ich war ganz enthusiastisch, dass ich dir jetzt erzählen kann von dem, was mit mir passiert ist«, sagt sie gleich zu Beginn. »Denn ich habe jetzt das Bedürfnis, meine Geschichte zu teilen mit den Leuten.« Deswegen betreibt Lea den Blog www.unzerbrechlich.me, und man sieht sie auch bei YouTube. Wenn man dort die Worte »Lea« und »Unzerbrechlich« eingibt, erzählt Lea von sich und ihrem »Alltag«, der keiner ist: »Hallo, mein Name ist Lea, und ich bin unzerbrechlich ...«, so beginnt sie jedes neue Video.

Lea trinkt jetzt mit einem Strohhalm aus ihrer Kaffeetasse und erklärt, wie sie das meint mit dem »Unzerbrechlich«: »Eigentlich bin ich das ja nicht, denn ich habe mir ja so einiges gebrochen. Deswegen hab ich mir dieses Tattoo vor allem für meine Familie stechen lassen, denn meine Eltern, mein Bruder, meine Großeltern, meine Onkel und Tanten, die sind ja alle mit mir da durchgegangen und nicht daran zerbrochen! Obwohl ich denen ja etwas angetan habe, sind sie immer noch für mich da.«

Vorwürfe hat sie sich deswegen oft gemacht, sie hat sogar Schuld empfunden, weil sie eine junge Frau ist, die alles, was sie erlebt, immer gleich überdenkt und von vielen Seiten betrachtet. »Heute weiß ich, dass ich gesprungen bin, weil die Depression so stark und nicht, weil es mein eigener Wille war.« Das lindert ihre Schuldgefühle und wappnet sie, wenn eine Kollegin ihr im Berufsbildungswerk, das sie gerade besucht, wieder einmal sagt: »Mensch, Lea, schlimm ist das, was dir passiert ist. Aber du hast doch selbst Schuld daran.«

Bis heute kann sie ihren rechten Arm kaum bewegen, ihren rechten Fuß auch nicht. Der Sturz hat ihr so viel genommen. Fünf Wochen lang war sie nicht ansprechbar, lag sediert auf der Intensivstation. Alles hatte sie verloren. Doch dann begann ihr Innerstes, sich Stück um Stück etwas vom Leben zurückzuholen. Als Erstes gewann es ihr Augenlicht zurück, als es die wochenlange Dunkelheit um sie herum bezwang.

Um mal vorzuführen, wie das war, schließt Lea jetzt ihre

Lider und schaut uns an, als blinzele sie in eine wolkenlose Sonne um zwölf Uhr mittags. »So viel konnte ich etwa erkennen«, sagt sie.

Ein paar Tage später lernte sie, wieder einen Schluck zu trinken. Einen Bissen zu essen. Dann kamen die ersten Worte zurück. »Versuch mal, bis fünf zu zählen, Lea!«, forderte die Ärztin sie auf. Und Lea schaffte es sogar bis zehn. Dann fragte die Ärztin sie, wie sie denn heiße. Und Lea sprach ihren Namen aus.

»Wie ein Baby lernte ich alles noch einmal im Leben«, sagt sie. »Doch ein Baby hat gesunde Arme und Beine.«

Wieder ein paar Wochen später gelang es ihr zum ersten Mal, sich wieder hinzusetzen. In den vergangenen Monaten hat sie es sogar immer mal wieder aus ihrem Rollstuhl geschafft. Hat ihn kurz verlassen, um ein paar Schritte zu tun. Auch wenn sie dabei wankt und schwankt, so steht sie manchmal doch wieder auf ihren Füßen. Wenn ich das miterlebe, muss ich an Klara aus Johanna Spyris »Heidi« denken.

»Das ist ein Wunder«, sagt ihr Vater Ralf jetzt, drückt seinen Rücken am Kaffeetisch durch, wischt sich die Tränen aus seinen Augen und setzt noch einmal nach, mit leiser, fast kleinlauter Stimme. Weil das, was er sagt, groß ist: »Ein Wunder! Wir gehen wirklich von einem Wunder aus ...«

»O ja, das tun wir«, sagt nun auch Leas Mutter und weint ebenfalls. Beide Eltern stellen sich dem Leid des Lebens täglich: Ralf, ein Brocken von einem Kerl, aber auch ein Feingeist und Fotokünstler, arbeitet als Intensivpfleger in einem Krankenhaus. Anna, eine zarte und gedankenvolle Frau, als Krankenschwester.

»Und wie wir das tun, Papa«, antwortet seine Tochter, zwinkert Ralf zu und lächelt versonnen. Lea weint nicht. Während unserer gesamten gemeinsamen Zeit nicht.

Sie sagt, sie habe so gut wie keine Erinnerungen mehr an ihre Zeit in der Klinik. So mächtig hat der Sturz ihr Gedächtnis genommen, dass sie sich auch nicht genau an die Schmerzen erinnern kann, die sie fühlte, als sie wieder zu sich kam. Sie müssen groß gewesen sein, das sagen die Blicke ihrer Eltern, wenn ich sie nach ihnen frage.

Sie weiß nur noch, dass sie sich oft alleingelassen fühlte, auf sich selbst zurückgeworfen im schlimmsten Sinne. Obwohl ihre Eltern Tag und Nacht wachten an ihrem Bett. Ihre ersten Worte, die sie an ihre Mutter richtete, waren: »Mama, warum lebe ich noch?«

Schwer war es für die Eltern, ihr Kind damals immer noch im Dunkel und in der Gewalt der Depression zu wissen. »Wieso kann ich nicht einfach von dieser Welt gehen?«, fragte sie ihre Mutter.

Dieser Gedanke, noch einmal mit allem von vorne anfangen zu müssen, obwohl man eigentlich alles hinwerfen und beenden wollte, das war vielleicht das Schlimmste damals. Er gipfelte in der Imagination: Vielleicht wäre es besser gewesen, ich wäre gestorben.

Es folgte die Zeit, in der ihr Bewusstsein immer stärker zurückkehrte, sie sich zeitgleich auch stets bewusster wurde, was geschehen war. Und mit dieser zurück erkämpften Klarheit wurde die eine Frage immer größer, immer mächtiger, bis sie schließlich in alle Gedanken hinein und aus ihnen herausragte: »Wieso hast du das getan? Wieso bist du gesprungen?«

Mit dieser Frage und diesem Ringen hat Lea heute ihren Frieden gemacht. Sie hat nicht die eine Antwort gefunden. Aber dafür einen neuen Willen, zu leben. Wenn der auch immer wieder mal weniger wird, manchmal ganz zu verschwinden droht. Dann sucht Lea wieder von vorn nach dem Sinn. Fast so wie einige Menschen, die das lebenslang tun.

Lea ist den meisten in dieser Suche weit voraus. Sie spricht ja auch so. Ihr Wortschatz ist nicht der einer 18-Jährigen und ihr Reflexionsvermögen erst recht nicht. Das ist schön. Aber es ist auch ein wenig besorgniserregend. Denn junge Menschen, die so sehr nachdenken über sich und die Welt, laufen eher Gefahr, an sich und dieser Welt nicht nur zu zweifeln, sondern zu verzweifeln. Das tut Lea trotz allem auf wundersame Weise nicht. Aber die Risse ihres Sturzes wird sie lebenslänglich mit sich tragen.

In Japan wird zerbrochenes Porzellan mit einem Lack repariert, der nach dem Trocknen wie Gold aussieht. Die Risse in einer Vase oder einer Tasse werden so hervorgehoben, im Wortsinn vergoldet.

Leas Risse sind noch nicht golden. Aber sie trägt sie mit Würde. Und Risse lassen das Licht durch.

Lea leuchtet. Auch wegen dieser Risse, die sie mit sich führt. Wenn man mit ihr über all das spricht, dann mit einer besonderen Wärme und einem hellen Wesen. Es dringt viel von dem Licht ihrer Seele nach außen – aber leider noch zu wenig Licht von außen in ihre Seele. Ein Zwiespalt.

Vielleicht müsste sie dafür viel mehr hinaus in die Welt, wenn denn ihre Wunden endlich noch mehr verheilt sind und die Krankheit sie nicht länger so am Boden und im Rollstuhl hält. Wenn mehr Leichtigkeit in ihr Leben kommen könnte.

Lea ist sich ihrer Wirkung wenig bewusst. Viel zu bescheiden erscheint sie mir da. Auch wenn sie so viel Licht ausstrahlt auf andere Menschen. Sie weiß noch nicht, wie weise manche ihrer Sätze und Gedanken sind. Und wie viel Großes sie aus ihrer Tiefe, ihrer Schwere und ihren Zweifeln noch schöpfen wird für ihr Leben. Wenn sie nur durchhält.

Da sind so viel Ohnmacht und Ausgeliefertsein. Und gleichzeitig so viel Tatkraft und Mut. Ich denke deswegen dauernd an das Gedicht »Das Leben, das ich selbst gewählt«. Es wird Hermann Hesse zugeschrieben, stammt aber von Max Hayek:

Ehe ich in dieses Erdenleben kam,
ward mir gezeigt, wie ich es leben würde.
Da war die Kümmernis, da war der Gram,
da war das Elend und die Leidensbürde.
...
Doch da waren auch die Freuden jener Tage,
die voller Licht und schöner Träume sind.
Wo Klage nicht mehr ist und Plage
und überall der Quell der Gaben rinnt.
...
Und ich ermaß noch einmal alles Schlimme.
›Dies ist das Leben, das ich leben will!‹
Gab ich zur Antwort mit entschlossner Stimme.
So war's, als ich ins neue Leben trat
und nahm auf mich mein neues Schicksal still.
So ward geboren ich in diese Welt.
Ich klage nicht, wenn's oft mir nicht gefällt,
denn ungeboren hab ich es bejaht.

Leas Mutter Anna sitzt bisher ganz still am Kaffeetisch. Sie war es, die Lea an diesem schwarzen Tag gefunden hat. Als sich ihre Tochter nicht mehr am Handy meldete, lief sie sofort los, von einer düsteren Ahnung getrieben. Wusste sie doch, dass Lea immer mal wieder auf dieser Brücke gestanden hatte mit all der Last ihrer Todesgedanken. Und so fand sie ihre Lea auch wenige Momente, nachdem sie gesprungen war. Unter der Brücke. Zerschmettert im hohen Gras.

Wenn sie sich daran erinnert, bricht etwas aus Anna heraus. Anna nimmt dafür ihren Mut zusammen und sagt:

»Gott wollte, dass du lebst, Lea. Das ist meine und unsere Antwort auf dieses ›Warum‹. Wir, Papa und ich, glauben das fest. Und du ... Du bist noch dabei, das zu entdecken ...« Und dann erzählt sie noch, wie sie »als Christen ja immer einen Sinn vermuten hinter allem, was geschieht und wie schwer dieser Sinn zu erkennen war«.

Ihr Mann, der erst so richtig zum Glauben fand, als er am Krankenbett seiner Tochter stand, nimmt nun Annas Gedanken auf und sagt: »Irgendwann wird sich dieser Sinn schon noch zeigen, davon gehen wir aus. Ich glaube sogar, dass Lea eine besondere Aufgabe in ihrem Leben erfüllen wird. Welche das sein wird, ist noch offen, aber ich freue mich schon jetzt auf den Tag, an dem sie diese Aufgabe erkennen und erfüllen wird. Für andere Menschen.«

Und wieder sagen die Eltern diesen Satz, fast tastend und horchend sprechen sie ihn aus, demütig: »Wir gehen davon aus ...« So wie sie nun mal auch von Wundern ausgehen.

Und Lea? »Ich bin noch auf der Suche. Und oft im Verharren.« Dieses Verharren zieht an ihr, es lastet auf ihr. Morgens, wenn sie aufstehen, wenn sie ihre Trainingseinheiten für ihre Gelenke und Muskeln absolvieren, wenn sie zur Schule und zum Berufsbildungswerk fahren soll. »Manchmal ist es eben so, dass meine Psyche nicht hinterherkommt bei all dem, was ich tun soll.«

Das Gefühl, den Anforderungen des Alltags nicht genügen zu können, legt sich bei vielen mit zunehmender Erfahrung und einem gelasseneren Blick auf das Leben. Lea ist ehrlich mit sich, und das ist das Wichtigste, um sich entwickeln zu können.

Doch erst einmal steht sie neben sich. Sitzt neben sich. Liegt neben sich. Lebt neben sich.

Bis die Seele sie wieder eingeholt hat. Und sie sich wieder eins mit ihr fühlt. Hoffentlich. Es braucht Geduld.

Und ganz viel Mut gegen die Angst. Gegen die Furcht vor Rückschlägen, gar vor einem neuen Suizidversuch. Dass Lea noch einmal aufgeben könnte ... denn so viele kleine Schneisen sie auch schon in ihr Dunkel geschlagen hat, der wirkliche Durchbruch steht ihr noch bevor. Ganz heraus aus der Nacht.

Sie deutet nun auf den Kuchen auf dem Tisch: »Ein Stück davon bloß, das beschreibt ganz gut, was von meinem Antrieb geblieben ist, den ich einmal hatte.«

Neue, noch behutsamer verabreichte und ausgeklügeltere Psychopharmaka sollen sie dabei stützen. Und tatsächlich. An guten Tagen ist da mehr Glimmen in ihr als dieses fortwährende Schwarz, das sich bis heute gerne wieder und wieder ausbreitet. »Ich bin dabei, immer mehr Licht zu suchen und zu finden.« Was ihr hilft bei der Suche? »Musik. Immer wieder Musik. Das ist mein Leben.« Deswegen möchte sie auch Gesangstherapeutin werden, das weiß sie seit ein paar Wochen. »Weil Musik die Seele heilt.«

Deswegen haben die Eltern ihr auch am Krankenbett in der Klinik, als scheinbar nichts mehr ihr Kind erreichte, ihre Lieblingslieder vorgespielt. Jene von Philipp Poisel, die Poetry Slams und Lieder von Julia Engelmann. Und eben Kunze.

Sie mag auch worship-Musik, lobpreisende Popmusik. »Wenn ich das höre, befreit und umarmt mich die Musik, und ich fühle mich Gott näher.« Und dann ist es so weit, dass sie erzählt, wie ihr Glaube stärker wurde durch ihr Schicksal. Wie sie immer schon eine Ahnung hatte vom Himmel und nun, seit sie ihr neues Leben begann, eine Nähe zu ihm fühlt. Jeden Abend betet sie mit ihrer Mutter vor dem Einschlafen.

Das gibt Lea Kraft. »Wenn es jemanden gibt, der mich am Leben gehalten hat, dann du«, sagt sie nun am Kaffeetisch und setzt gleich nach: »Papa, ich liebe dich genau so, aber ich bin eben auch ein Mutterkind. Und als ich damals gehen wollte, dachte ich zuerst an dich. Ich wusste, ich springe, aber eigentlich kann ich dir das nicht antun, Mama ...«

Lea lebt ganz in und mit ihrer Familie. Ihre Mutter hat ihre Arbeit aufgegeben, um ganz da zu sein für sie. Lea ist derzeit noch angewiesen auf ihre Unterstützung und das in einem Alter, in dem sie eigentlich ihren eigenen Weg gehen müsste. Ein Dilemma.

Diese junge Frau macht sich viele Gedanken um ihre Liebsten, vermutlich viel mehr als andere Jugendliche ihres Alters. Sie sorgt sich um ihre Mutter, ihren Vater, die Verwandten, darum, warum sie so ist, wie sie ist, und was sie aus ihrem Leben machen sollte. Was sie nun verloren hat, warum sie das getan hat, wie sich nun alle fühlen. Sie kommt vielleicht vor lauter Gedanken viel zu selten bei sich selber an.

Lea ist hochklug und hochsensibel, sie nimmt viele unterschwellige Schwingungen wahr, die andere kaum bemerken würden.

Ihre Eltern bieten ihr Liebe und Schutz. Diese Sicherheit kann Lea nutzen, um in Ruhe ihren eigenen Weg zu gehen, ganz ohne Schuldgefühle oder Erwartungsdruck. Sie kann lernen, auf ihre Zuversicht zu vertrauen. Jede weitere Erkenntnis, jedes hoffnungsfrohe, aber auch düstere Gefühl, genauso wie jede positive und auch negative Erfahrung können sie dabei unterstützen, ihren Platz im Leben zu finden, einen Platz, an dem sie sich aufgehoben fühlt.

Wird sie sich ihrer inneren Stärke bewusst, werden ihre Inspiration und Verletzlichkeit sie dabei nicht behindern, sondern ihr helfen.

In ihrem jetzigen Leben gibt es noch viel zu wenige Freunde. Ganz einfach, weil Lea nicht einfach heraus ins

Leben spazieren kann wie andere. Die meisten ihrer Freundinnen, auch die einst besten, haben sich entfernt von ihr. Fotos von ihnen stehen silbergerahmt noch in ihrem Zimmer auf der Kommode, wie Platzhalter für Vermisste. Sie fährt mit ihrer Hand über die Bilder, greift nach zweien von ihnen und spricht sie direkt an, wenn sie von ihnen erzählt, als wären sie noch da. Daneben hat sie ein Foto von sich selbst gestellt, vor dem Sturz. »War ich da nicht süß?«, fragt sie.

Ihr Zimmer hat große Fenster und lässt sie weit ins Grün hinausschauen. Vieles in ihrem Reich hat sie bordeauxrot gestrichen, denn das ist ihre Lieblingsfarbe. In ihrem Bett liegt ein riesengroßer Teddybär, den sie zugedeckt hat. »Der passt auf mich auf«, sagt sie halb im Spaß und doch auch halb im Ernst.

»Und du bitte auf dich«, antworte ich ihr, als ich mich verabschiede. Ein ganzes Jahr lang werden wir uns nicht sehen. Erst Anfang 2022 besuche ich Lea wieder in Hattingen. Mir fällt gleich ihr neues Tattoo am Arm auf: »f;ghter« steht dort, und Lea erklärt mir, wieso sie das Semikolon statt des »i« dort unter ihrer Haut gewählt hat. »Weil es dafür steht, dass es weitergeht mit mir. Sonst hätte ich einen Punkt setzen können statt des Semikolons.« Und dieses Semikolon besteht ja auch aus einem Punkt – der daran erinnert, »dass es beinahe schon aus gewesen war mit mir«, erklärt Lea, »aber das Komma im Semikolon ist das Zeichen oder die Hoffnung, dass danach noch etwas kommt.« Stechen lassen hat Lea sich das Tattoo am zweiten Jahrestag ihres Sturzes.

Und noch ein neues Tattoo ziert den Daumen ihrer rechten, der gelähmten Hand. BLEIB steht dort. Weil es sie erinnern soll, im Leben zu bleiben.

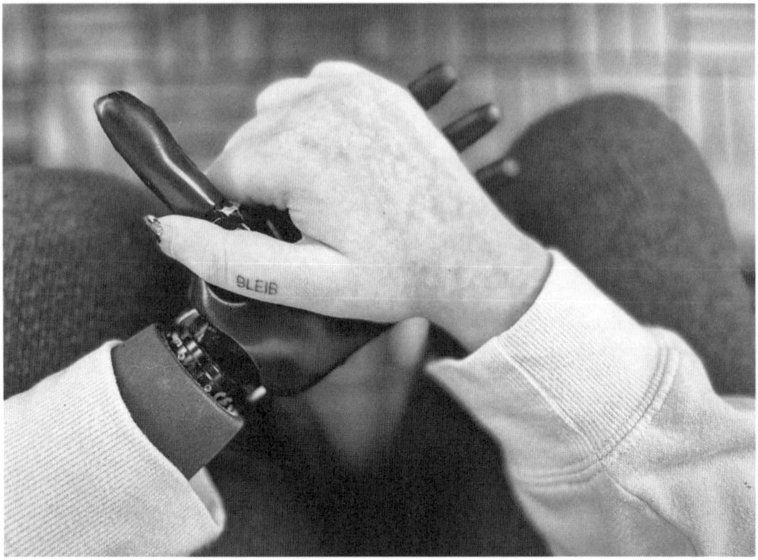

Bei meinem Besuch im Januar 2022 erzählt Lea mir erstaunlich unumwunden gleich zu Beginn von den dunkelsten Momenten des vergangenen Jahres. Als sie Adressen in der Schweiz recherchierte, um dort Sterbehilfe zu bekommen, weil sie erneut allen Mut verloren hatte. »Vielleicht habe ich es nur nicht getan, weil ich niemanden hatte, der mich dort hinfahren wollte«, sagt sie und versucht dabei zu lächeln.

»Stabil-monoton« nennen die Psychiater ihren Zustand in letzter Zeit. »Was oft nichts anderes heißt, als dass mir die Decke auf den Kopf fällt«, sagt Lea. »Und dass ich mir dauernd diese eine Frage stelle: ›Werde ich je wieder ein selbstständiges Leben führen?‹« Hoffnung setzt sie in ihr Praktikum, das sie bald beginnt, in einem Kindergarten. »Denn Kinder sprühen vor Leben!«

Ich habe bei meinem Besuch in Hattingen eine Überraschung für Lea geplant. In genau zwei Tagen werde ich mit ihr und ihren Eltern zu einem Konzert von Heinz Rudolf Kunze fahren ins Münsterland. Und ich habe das Künstler-Management vorher gefragt, ob Kunze sich vor dem Konzert ein bisschen Zeit nehmen kann für Lea, um sie kennenzulernen. Und um so mitzuerleben, wie sehr seine Musik ihr geholfen hat, zu überleben. Kunze war sofort einverstanden. Und Lea außer sich vor Freude, als ich ihr von meinem Plan erzähle. Den ganzen Abend, den wir noch am Esstisch mit ihren Eltern verbringen, steht ein Strahlen der Vorfreude in ihrem Gesicht, wie ich es noch nie zuvor bei ihr bemerkt habe.

Und dann, zwei Tage später, sitzt Heinz Rudolf Kunze tatsächlich da in seiner Garderobe der Stadthalle von Greven, als Lea mit ihren Eltern und mir hereinkommt. Er trägt seine typische Military-Jacke und seine Markenzeichenbrille, in der gar keine Gläser sind. Man sieht es erst jetzt, wenn man ihm gegenübersitzt. So kann seine Kunzebrille nicht beschlagen in der Hitze der Konzerte.

Kunze geht nun auf Lea zu und berührt ihre gesunde Hand, fast schüchtern, ja scheu wirkt er in den ersten Momenten des Gesprächs, tastend, abwartend, behutsam. Es ist Lea, die ihren ganzen Mut, aber auch ihre ganze Freude zusammennimmt und Kunze ihre Geschichte erzählt. Immer mit einem Lächeln, immer nur kurz und mit Zitaten aus seinen Liedern. Kunze und wir alle am Garderobentisch sind berührt.

Ich sage ihm, dass seine Musik geholfen hat, Lea zu retten. Und er antwortet: »Das ist erstaunlich, wenn Lieder so viel können ...« Dann schweigt er wieder und blickt uns neugierig an. Wir erzählen ihm, dass wir uns auf seinem Konzert in Dinslaken begegnet sind. Mitten in seinen Liedern.

Und dann zitiert Lea eine Lieblingsstelle aus Heinz' Song »Hunderttausend Rosen«:

Ich weiß wovon du redest
Wenn du das nicht mehr glaubst
Gebrannte Kinder sind wir
Doch ich schwöre es dir
Dass du dich selbst beraubst

Wenn du nicht daran festhältst
dass Wunder möglich sind
Du kannst den Regenbogen sehn
Und tu nicht so als seist du
Farbenblind

Kunze ringt mit der Rührung und versucht deswegen zu scherzen: »Das soll ich geschrieben haben?« »O ja, lieber Heinz, das hast du«, beteuert Lea, »dieses Lied von dir hat mich ganz besonders getragen in der schweren Zeit, und deswegen habe ich dir auch diesen Regenbogen hier gemalt.« Sagt es und zieht ein Bild von sich hervor. »Das ist der Regenbogen aus deinem Lied, und das ist auch der Regenbogen, der damals über dem Krankenhaus war, so sagte man mir das, als ich da lag im Koma ...«

Heinz Rudolf Kunze muss jetzt schlucken, dann atmet er tief ein, und wir beginnen, uns über die Macht und die Ohnmacht von Liedern zu unterhalten. Wir fragen ihn, ob er das auch aus seinem Leben kennt, dass die Schwermut, von der er manchmal singt, ihn vielleicht gerade zu dem hat werden lassen, der er heute ist. Und dann antwortet Kunze: »Ich glaube, dass alle Kunst nur aus dem entsteht, was uns fehlt im Leben. Woran wir leiden, was wir vermissen.« Und Lea sagt: »Ich glaube, dass das, was damals passiert ist mit mir, ein Wunder war. Und für dieses Wunder gibt es kaum Worte. Aber dafür gibt es Musik. Deine …«

Ich sage Kunze nun, dass ich Lea einmal zeigen wollte, wer der Mann ist, dessen Musik ihr so half, und er antwortet: »Bitte jetzt bloß nicht enttäuscht sein, liebe Lea, dass ich so langweilig bin.« Lea lacht und sagt: »Ich bin ganz und gar nicht enttäuscht von dir, sondern aufgeregt und voller Freude.« Kunze blickt etwas verlegen auf den Tisch vor sich und sagt jetzt, dass er Leas Bild in seinen Musikraum zu Hause aufhängen wird. Dort, wo er textet und komponiert und auf seinem Flügel spielt.

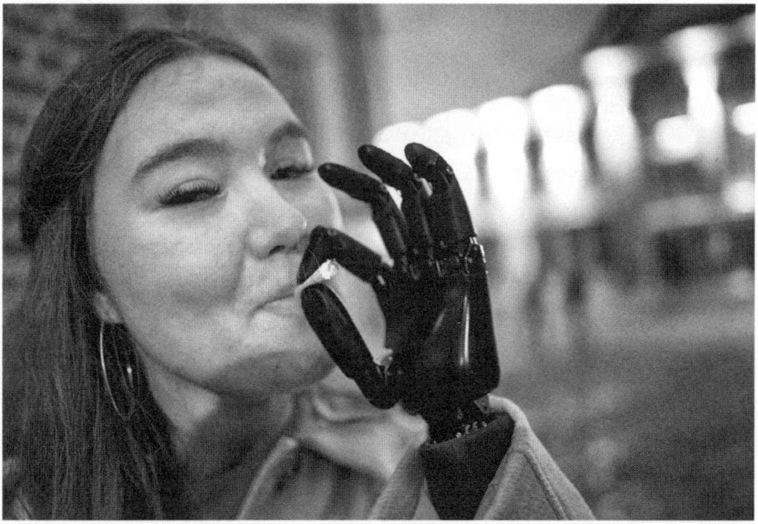

Dann sagt er: »Ich weiß immer nicht, was die Menschen sich so vorstellen von mir, aber es ist so, dass ich eigentlich ein ganz unauffälliges Leben führe und das meiste sich bei mir im Kopf abspielt. Das meiste sind Fantasien, die ich zu Musik mache. Ich habe gar nicht so viel erlebt. Fast alles ist ausgedacht … Es ist ein toller Job, dass man sich Dinge ausdenken darf, und dann wollen Menschen das auch noch hören.« Kunze sagt das in seiner kristallklaren Aussprache und ohne jede Larmoyanz. Lea staunt. »Es hätte auch ganz anders kommen können in meinem Leben, dass ich kein Publikum für meine Fantasien finde. Dann wäre das alles vertrocknet.«

Ich erzähle ihm, dass Lea davon träumt, Musiktherapeutin zu werden, und Kunze merkt auf. »Musik kann Menschen traurig werden lassen und sie wieder aufbauen. Musik kann Felsen bewegen«, sagt Lea, und Kunze lehnt sich zum ersten Mal im Gespräch zurück und genießt den Moment. Dann kommt er noch einmal zurück auf die Frage, wie sehr er für seine Kunst die Traurigkeit braucht. Auch jene, die Lea so gut kennt.

»Ich bin sicher eher bei der Melancholie als der Euphorie angesiedelt«, sagt Kunze, »und ich kenne keinen einzigen Künstler, der keine Bekanntschaft gemacht hat mit Depressionen. Und wenn es einen gäbe, hätte er keinen Antrieb, Kunst zu machen. Wenn du alles hast, legst du dich in die Sonne, und alles ist gut. Nur wenn du etwas vermisst, erschaffst du etwas.«

Dieser Satz von Kunze lässt Lea jetzt von innen leuchten. Sie spürt, dass die Musik und die Sehnsucht nach ihr, ja der Wunsch, mit ihr zu arbeiten, um anderen zu helfen, aus diesem großen Fehlen stammt. Denn es fehlt Lea ja etwas in ihrem Inneren. Nicht nur äußerlich ihre Hand und zwei gesunde Füße.

Kunze sagt zu ihr: »Das Dunkle im Leben, das kannst du als Steinbruch benutzen, um daraus etwas zu schöpfen. Manchmal gelingt das, oft aber auch nicht. Es gibt keine Regeln. Wenn du Musik nach Regeln machst, kommt etwas Lebloses dabei heraus!« Lea lächelt.

Dann sagt Kunze zu ihr: »Es ist sehr schön, dass du so viel

vorhast. Musiktherapie, klasse. Ich kenne so viele Menschen in deinem Alter, die gar nicht wissen, was sie machen wollen. Du aber hast ein Ziel vor Augen, und das freut mich!«

Lea erzählt nun kurz von den Tagen, als sie sich »ganz allein auf dem Planeten fühlte«, und Kunze entgegnet ihr: »Du bist ganz bestimmt nicht allein damit! Du verschwendest nur nicht deine Lebenszeit wie die anderen. Probier das unbedingt mit der Musiktherapie!«

Wir unterhalten uns jetzt über das große »Nicht-anders-Können«. Nicht anders zu können, als zu schreiben und zu singen und zu komponieren und wie glücklich das macht. »Ich würde sonst ersticken«, sagt Heinz zu Lea und dass er deswegen jeden Tag etwas dichten und singen müsse. Lea lächelt versonnen. »So möchte ich auch leben«, sagt sie ganz leise.

Empfindsam, durchlässig, ja vielleicht sogar verwundbar müsse man dafür bleiben, so denken wir jetzt. »Ich bin zunächst einmal verschlossen und regelrecht zu wie jeder andere Mensch«, sagt Heinz, »ich muss deswegen dafür sorgen, dass ich immer wieder aufgehe. Indem ich lese, Filme sehe, Musik höre. Ich muss meine Antennen immer wieder säubern. Dann nehmen sie auch immer alles auf.«

Lea nickt und erzählt dann noch von ihrem Kunze-Lieblingssong: »Komm kleine Fee«. Einem Wunscherfüllungs- und Hoffnungslied, das aller Dunkelheit trotzt:

Stehst du auch manchmal nachts vor dem Fenster und denkst:
Lieber Gott wenn du mir jetzt kein Lichtzeichen schenkst
Muss ich gleich vor Entsetzen vergehen
Denn ich fühle mich gerade so wehrlos und klein
Das Gewicht dieser Schwärze drückt mich vollkommen ein
Kannst du so ein Empfinden verstehen?

Lea zitiert es und denkt anschließend so gut darüber nach, dass wir ihr alle gebannt zuhören. Als sie endet, räuspert sich Kunze und scherzt: »Schön, dass du jetzt nicht gesagt hast, ›Dein ist mein ganzes Herz‹ sei dein wahres Lieblingslied.«

Zum Abschied traut sich Kunze, nach Leas Metallhand zu greifen, und will wissen, wie die funktioniert. Lea drückt ganz fest zu aus Zuneigung. Dann muss Kunze auf die Bühne. Und wir erleben sein Konzert in Reihe eins.

Drei Stunden später fahren wir vier glückstaumelnd zurück nach Hattingen. Bei unserem Abschied macht sich eine dieser Spätsommernächte vor dem Haus breit und lädt zum Leben ein. Wir sind noch ganz getragen von der Leichtigkeit des Seins und ermutigt von Kunzes schwerem Mut. Beides hat er uns auf seinem Konzert geschenkt.

Als ich mich verabschieden will, sage ich Lea, wie stolz ich auf sie bin und dass sie jetzt vielleicht ahnt, wo ich auf meinem Rückweg ins Hotel noch vorbeigehen werde ...

»Ja, das ahne ich«, antwortet Lea, »deswegen komme ich auch mit dir mit dahin.« Und so setzt sie sich in ihren Rollstuhl und führt mich zu der Brücke, von der sie gesprungen war.

Es ist eine Fußgängerüberquerung, die sich ebenfalls über einen Fußweg spannt. Zwölf Meter unter ihr kreuzt er. Die Brücke ist oval und beugt sich über ein kleines Tal. Ihr Anfang und ihr Ende ist jetzt, im Sommer, fest im Beschlag von Brombeerbüschen und Brennnesseln, die ihr Geländer umbranden. Und auch die Kronen der Bäume, die um die Brücke herumstehen, ragen über die Brücke herüber, breiten ihre Dächer über sie.

Von unten, wo wir jetzt zu stehen kommen, scheint es fast so, als verbinde die Brücke eine Baumkrone mit der anderen. Das ganze Grün schluckt fast ihre Gestalt, als wolle sich die Natur die Brücke behutsam einverleiben. Und alles gut sein lassen.

Dieser Ort zwingt jedem, der Leas Geschichte kennt, seine schrecklichen Bilder und Assoziationen auf. Natürlich male auch ich mir aus, wie Lea damals da oben stand und den Boden unter den Füßen verlor. Aber ich denke in diesem Moment auch an mein liebstes Lyrikzitat. Es stammt von Hilde Domin, aus deren erstem Gedichtband »Nur eine Rose als Stütze« und heißt:

Ich setzte den Fuß in die Luft,
und sie trug

So wunderbar bildhaft und übertragen dieser Vers gemeint ist – wie sehr hätte ich Lea gewünscht, dass er ganz wortwörtlich für sie gegolten hätte.

Ich sage jetzt nichts mehr und frage nichts mehr, ich kann jetzt nicht mehr. Lea aber bleibt stark, fährt mit ihrem Rollstuhl direkt unter den Steg der Brücke und wirft ihren Kopf in den Nacken: »Ich möchte der Angst ins Gesicht sehen«, sagt sie.

Um selbst den Halt zu wahren, denke ich still noch einmal an Heinz Rudolf Kunze. Und an Hüschs »lieben Gott auf dem Fahrrad in Dinslaken«, so wie damals, bevor ich ihr das erste Mal begegnete. Wie ging diese Zeile noch?

Ich weiß nicht, ob Sie das wissen, dass ich ja neulich
für ein paar Wochen im Himmel war …

In diesem Moment denke ich, dass Lea, als sie sprang, ja auch schon ein wenig im Himmel war. Denn sie hatte ein Erlebnis. Ausgerechnet als ihr das Schlimmste passierte.

Sie beschreibt mir nun, wie sie damals fiel. Vielleicht,

so mutmaßt sie, ist sie zuerst in einen der wilden Büsche gestürzt, und der hat die Wucht ihres Aufschlags ein wenig aufgehalten.

Dann stehen wir wieder da, schauen empor und wieder hinab und schweigen lange. Stattdessen erzählen die Bäume, die Brücke und der Asphalt von dem, was geschah. Und wie immer Leas Gesicht.

So wenig sie sich an einzelnes erinnert, ein Gefühl von damals, das kehrt dann doch zurück in ihr. Hier und jetzt an dieser Stelle unter der Brücke und das sehr deutlich.

»Ganz bestimmt«, sagt Lea in die Stille hinein, »hat mich Gott aufgefangen. Mitten im Fallen. Das hab ich gespürt.«

»Hitler ist tot! Ich lebe!«

Jurek Rotenberg überlebte den Holocaust. Und machte die Menschen glücklich

Jurek Rotenbergs Leben ist ein einziges Leben danach. Es beginnt mit einem Tag im Jahr 1943, der sein Leben rettete.

An diesem Tag kauert er wieder einmal in seinem winzigen Versteck. Ein alter Dachboden in einer von den Deutschen besetzten Stadt. Durch eine Luke sieht er die SS-Männer, wie sie Menschen in die Züge treiben und reißen, die in eines der deutschen Todeslager abfahren sollen. Dieser Tag scheint so restlos, so ohne jede Hoffnung. Bis das Wunder geschieht.

Ich fliege zu Jurek Rotenberg nach Tel Aviv in Israel. Er holt mich am Flughafen ab. Von dort fahren wir weiter nach Haifa.

Auch das ist das Wunder. Denn eigentlich sollte es ihn gar nicht mehr geben. Vor acht Jahrzehnten beschloss man, ihn zu töten. Doch es gab Jurek Rotenberg viel länger. Erst im Januar 2022 erreichte mich die Nachricht seines Todes.

Er ist nicht als Junge in einer Gaskammer von Treblinka erstickt. Und auch nicht in einer von Belzec oder Majdanek oder Auschwitz, so wie man das einst vorgesehen hatte für ihn in Deutschland. In dem Deutschland meiner Großväter.

Ich bezeichne es als ein großes Glück für dieses Land, dass es einen Menschen wie Jurek Rotenberg gab. So lange gab. Dass er gerettet wurde vor den Deutschen. Und sogar *von* einem Deutschen, von der Unternehmer-Legende Berthold Beitz. Und nebenbei bin ich auch ganz persönlich glücklich, dass das so ist. Erst recht, wenn ich mich an all die Anrufe dieses Mannes erinnere, den es eigentlich nicht mehr geben sollte.

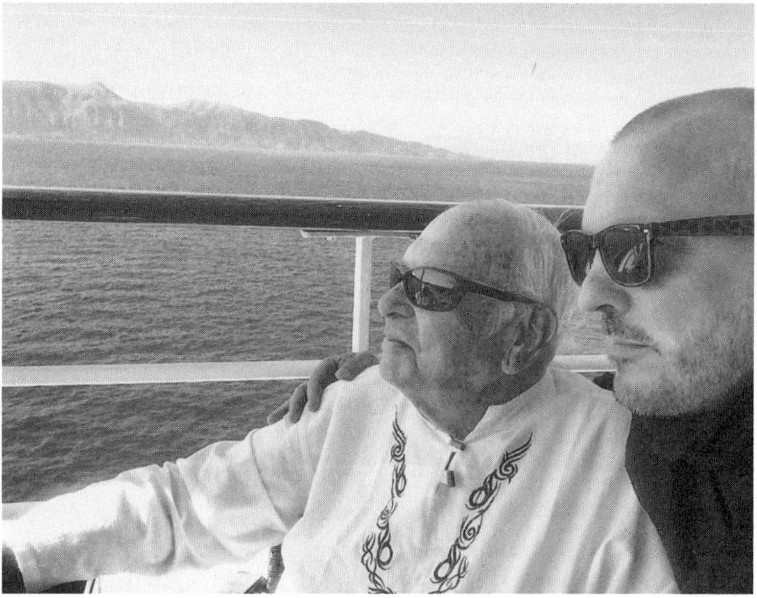

Wenn sein Name auf meinem Handybildschirm leuchtete, weiß auf schwarz, konnte ich nicht gleich rangehen. Ich musste mich jedes Mal erst räuspern, musste erst schlucken, musste mir erst durch die Augen wischen. Denn jedes Mal erfuhr ich in diesem Moment, dass er noch lebte und war deswegen vor Freude gerührt.

Diese Freude unterstützte und bereitete er. Sein vielleicht bestes Bonmot schickte er mir eines Tages per SMS: »Lieber Tim Pröse, Onkel Adolf hat mir ein One-Way-

Ticket to Heaven ausgestellt ... Aber ich werde es nicht einlösen!«

Nein, das hatte er nicht vor, er, der Überlebende, der ehemalige Schiffskaufmann und Pianist. Der Freund, der mich bewegte wie kein zweiter. Dass er dieses Versprechen so lange einhalten konnte, war für mich ein Geschenk. Gegen die Ohnmacht und die Trauer, die die Shoa in mir als Deutschem hinterlassen haben. Rotenberg aber sagte: »Ich habe Deutschland nie gehasst. Ganz im Gegenteil. Auch wenn die Nazis uns gehasst haben – ich habe nie zurückgehasst, sonst wäre ich doch wie die Nazis gewesen.« Wenn er solche Sätze formulierte, hängte er gerne ein schmunzelndes Ende an sie. Er sagt dann noch schnell ein »Mamma mia!« hinterher oder ein »Finito la musica. Passato la festa.«

Mit ihm fing mein allererstes Buch an. Er ist die Schlüsselfigur meiner »Jahrhundertzeugen. Die Botschaft der letzten Helden gegen Hitler« aus dem Jahr 2016. In ihm erzähle ich unter anderem die Geschichte seines Überlebens. Und seines Wiedersehens mit seinem Retter, dem Magnaten und Krupp-Patriarchen Berthold Beitz, sieben Jahrzehnte nach dem Krieg.

Immer wieder hatte der kleine Rotenberg von seinem Versteck in einem Dachboden beobachtet, wie Beitz Menschen rettete. Er hockte da mit seiner Mutter unter den Giebeln in einem Haus gegenüber vom Bahnhof in Boryslaw, einer Stadt im von den Deutschen besetzten damaligen Polen, die heute zur Ukraine gehört. Und er sah, wie die SS die Juden der Gegend in die Waggons stieß, die in den Tod fahren sollten.

Bis Beitz einschritt. Von seiner nahen Fabrik ließ er sich zur Bahnhofsrampe fahren, eilte mit wehendem Mantel zu den Zügen. Und riss die Pforten der Waggons auf. Ganz so wie es auch Oskar Schindler getan hatte. Die Menschen, die er retten konnte, beschäftigte er in seiner Raffinerie als »kriegswichtige« Arbeiter oder versteckte sie dort. Etwa 1500 waren es, die er so den Nazis entriss. Rotenberg war einer von ihnen.

Als Rotenberg die letzte Rede auf seinen Retter hielt bei dessen Trauerfeier im Jahr 2013, tat er das mit wunderbar schlichten Worten. Wie er da so stand und voller Dankbarkeit war für den toten Beitz, wie er flüsterte, dass er für ihn unsterblich bleiben würde, rührte er sogar seinen Vorredner. Bundespräsident Gauck hatte vor ihm am Rednerpult im Kuppelsaal der Villa Hügel in Essen gestanden, auf dessen gläsernes Dach Regentropfen klopften. Nun aber, nach Rotenbergs Rede, hielt es ihn nicht auf seinem Stuhl, sondern er sprang auf, eilte auf Rotenberg zu und umarmte ihn.

Rotenberg war das, was man einen feinen Herrn nennt, einen Gentleman alter Schule. Er arbeitete in einer großen Reederei und blieb ein Pianist aus Leidenschaft. Denn Konzertpianistin war seine Mutter. Er ähnelte ein wenig Alfred Biolek, und er sprach wie Marcel Reich-Ranicki. Von seiner Gestalt war er eher klein. Er achtete auf Haltung, wenn er sich hinsetzte oder auch nur spazieren ging in beigen Cordhosen und steif gebügelten Hemden.

Gut rasiert war er stets, sein Aftershave stammte aus Deutschland: entweder Old Spice oder Tabak Original. Das weiße Haar hatte er zurückgekämmt, sein Gesicht schaute meistens gutmütig und gewitzt zugleich. Seine Augen beobachteten und lächelten mit, wenn er lächelte, und das tat sein Mund fast immer ein bisschen.

Jurek Rotenberg meinte, dass ich in seinen Augen stets etwas zu sehr begeistert und sentimental reagierte auf ihn und seine Anrufe, denn er war ein unsentimentaler und außergewöhnlich humorvoller Mensch. Und wenn ich dann am Telefon wieder mal gerührt war, machte er gerne extra einen Gag. Und so kam es schon mal vor, dass er sich, wenn ich ihn anrief und er meine Nummer im Display erkannte, nicht mit »Rotenberg« meldete, sondern mit dem Nachnamen eines prominenten Nazis, der ihm grad in den Sinn kam.

Er verstellte dann seine Stimme, die sonst so melodisch und elegant klang, legte sie um auf zackig und grob und schnarrte: »Hallo! Hier Heydrich!« Oder auch: »Grüß Gott und Sieg Heil, mein Freund!« Er rollte das »R« dabei so gut wie Bruno Ganz in »Der Untergang«. Ganz so wie jener Mann, der den 14 Jahre alten Jurek Rotenberg und Millionen anderer töten wollte und getötet hat.

Wieso ist Rotenberg für dieses Buch so wichtig? Ganz einfach, er hat mich zu diesem Buch inspiriert. Nicht, dass er das so wollte, nein, es wäre ihm sicher lieber gewesen, ich hätte mal ein lustiges Buch geschrieben statt ein solches und es wäre ihm auch sehr recht gewesen, wenn ich ihn da rausgelassen hätte. Doch das geht nicht.

Denn jedes Mal, wenn ich mich an ihn erinnere, muss ich an die Geschichte dieses einen Tages denken. Der Tag, an dem er nicht abtransportiert wurde mit einem dieser Viehwaggons, sondern stattdessen gerettet. Es war ein Tag im Jahr 1943, an dem Berthold Beitz den Jungen zu sich nahm, ihn einstellte in seiner Erdölfabrik als Zwangsarbeiter. Und ihn so vor der Gaskammer bewahrte.

Seitdem lebte Rotenberg den Titel dieses Buchs. Er lebte sein Leben nach dem Tag, der sein Leben veränderte, mit Dank und Demut.

Er lebte alles seit diesem einen Tag im Jahr 1943 wie eine einzige große Zugabe.

Und die lebte er wirklich. Bewusst. Zugewandt. Heiter, sogar wenn er traurig war. Er hatte sich mit 14 für das Lachen entschieden, und er beschloss, es sich bis zum Ende nicht noch anders zu überlegen. »Denn ich lebe doch noch!

Und ich weine selten. Nur ganz drinnen in mir weint es manchmal«, vertraute er mir einmal an, »aber gerade deswegen lache ich trotzdem ... Mamma mia!«

Davon könnten wir »normale« Menschen viel lernen. Wir, die wir nie Angst haben mussten, in einen Zug nach Auschwitz gepfercht zu werden. Wie leicht müsste es uns fallen, trotz unserer eigenen Schicksalsschläge. Und wie wenig kriegen wir das hin. Rotenberg gelang es. Er war und ist auch in dieser Disziplin mein Vorbild.

Rotenberg redete in den letzten Jahren nicht mehr gerne über den Holocaust, wie die meisten Überlebenden. Auch, weil es seinen Gedanken die Sonne nahm, denn Rotenberg war ein sehr sonniger Mann. Er mied Schatten aller Art. Er ist für mich die Personifikation eines resilienten Menschen, der mit und in einer großen seelischen Widerstandskraft lebte. Der den Abgrund nicht nur gesehen, sondern hautnah erlebt hat, und der gerade deswegen das Licht suchte. Und der, weil er das nicht immer sofort und ständig fand, selber leuchtete und strahlte.

Er war einer, der das Licht anließ. Und durchließ. Rotenberg war kein sparsamer Mensch, sondern eher ein abenteuerlicher und bei aller Eleganz und Noblesse auch stets ein etwas unterhaltsam ungestümer. Und so verbreitete er sein Strahlen verschwenderisch, wo er ging und stand. Es spiegelte sich in seinem Gesicht, das voller brauner Sprenkel war. Selbst wenn er ernst schaute, ging es auch von seinen Gesten aus, von denen manche an einen Dirigenten erinnerten. Und wenn er redete, waren es nicht nur Worte, sondern dann legte er Melodien in seine in perfektem Hochdeutsch vorgetragenen Sätze. »Ich habe das Himmelfahrtskommando erlebt, und ich habe es überlebt. Aber lassen Sie uns vom Leben reden, nicht vom Gegenteil! Finita la musica. Passato la festa. Ich bedanke mich.«

Rotenberg hielt die Werte einer humanistischen Gesellschaft hoch! Er lebte und brannte für die Freiheit und Demokratie und war immer das Gegenteil von dem, was er mit den Nazis verband. Nicht nur durch seine Liebe, seine Güte, seinen Humor, seine Klugheit, seinen Schöngeist, seinen Respekt und sein elegantes Auftreten erhob er sich über all das, wofür die Nazis standen. Deswegen leuchtete er von innen bis nach außen.

Wie das nunmal ist mit solchen Menschen – sie hören damit niemals ganz auf. Er war auch da ein Unentwegter. Von einem wie ihm kann man nur lernen. Wenn einer wie er, der sterben sollte, noch bevor er richtig zu leben begann, sein ganzes langes Leben und sogar über seinen Tod hinaus hell bleibt, dann können wir es doch auch, oder?

Mein Freund Jurek Rotenberg wurde 92 Jahre alt. Als wir uns die ersten Male begegneten vor acht Jahren, plante er noch, von Israel nach Deutschland zu ziehen. Und wir schauten uns in München sogar schon Wohnungen in Seniorenheimen an. Ihn trieb eine sonderbare Sehnsucht um. Ein Sehnen nach dem Land, in dem sie ihn töten wollten. Vor allem nach seiner geliebten deutschen Kultur. Mit der er, der jüdische Pole aus Boryslaw, erzogen, die ihm am Gymnasium nahegebracht wurde und die ihm zeitlebens Nahrung und Maßstab war.

Wenn man ihn fragte, warum er so karg eingerichtet war in seiner kleinen Wohnung in Haifa in Israel, dann deutete er mit seinem Zeigefinger an seine Stirn und antwortete: »Ich habe alles, was ich brauche, hier. Hier oben wohnen Goethe und Schopenhauer.« Danach klopfte er sich auf die linke Seite seines Brustkorbs und ergänzte: »Und außerdem habe ich alles andere hier: Schumann, Bach und Beethoven.«

Aber dann blieb er doch in Haifa. Und seelisch ein Pendler zwischen seiner Sehnsucht nach Deutschland und einer seltenen Variante von Heimweh nach Israel. Er war dort zu Hause. Auch beschützt. Heimisch, aber nicht vollkommen. Vielleicht, weil Menschen wie er immer etwas unbehaust und auf der Durchreise bleiben.

Überlebenslang.

Ich staunte stets, wie zufrieden jemand leben und wie viel Güte jemand in seinen Augen tragen konnte, der alles verloren und nur sein Leben behalten hatte. Der kaum etwas besessen hatte und wundersam frei geblieben war, nachdem Berthold Beitz ihm die Freiheit zurückgeschenkt hatte.

Ja, Jurek war als Holocaust-Überlebender nicht nur ein glücklicher Überlebender. Sondern natürlich auch ein trauriger. Denn sie sind ja alle um ihn herum ermordet worden. Einmal, bloß ein einziges Mal, vermochte er mir davon zu erzählen.

Beinahe stumm zog er eines Tages, als ich zu Besuch war bei ihm in Israel, eine Familienliste mit vielen Namen aus seiner Schreibtischschublade. Die Namen klangen so melodisch wie seiner: Mandelbaum, Goldschmidt, Rosenzweig ... Die rot eingekringelten Namen auf dieser Liste waren die jener, die er gemocht oder geliebt hatte und die ins Gas gegangen waren. Und das Papier war viel zu rot.

Deswegen blieb Rotenberg selbst nach seiner Rettung ein Übriggebliebener. Ein einsamer Mann auch. Er lebte ganz auf sich gestellt. Aber geklagt hatte er darüber nie. Das wäre ihm wie ein Verrat an jenem Glück vorgekommen, das ihm sein Leben gerettet hatte. »Manchmal ist die Erinnerung eine Last, die schwer wiegt auf meinen Schultern«, sagte er, »manchmal ist sie so schwer, dass ich sie gerne im Meer versenken möchte. Weg damit ...! Finita la musica!«

Wie stark musste ein Mensch sein, der lebenslänglich eine Leichtigkeit des Seins verbreitete, obwohl er eine schwere Last trug? Wie mutig musste er sein, dass er trotz allem, was ihn in seinem Leben gefangen hielt an Erinnerungen, so freiheitlich lebte? So befreit! Weil er befreit wurde, ja. Aber auch, weil er ein Lebenskünstler war.

Ich habe viel von ihm gelernt. Rotenberg war einer der wenigen Menschen, denen es gelang, Freiheit auszuhalten. Klingt komisch, ich weiß. Ich komme darauf, weil ich zufällig auf diese Worte stieß, kurz nachdem ich 2015 meinen Job verloren hatte, und es keine Aussicht auf einen neuen gab. Ich fühlte mich verloren und frei zugleich.

Und so fuhr ich wochenlang durch Deutschland mit dem ICE, ohne festes Ziel. Um irgendwo auszusteigen, wo es mir gefiel, um einfach durch neue Gegenden zu spazieren. Ich werde nie vergessen, wie ich im unglaublich beschaulichen Tübingen eines Tages ausstieg und merkwürdigerweise nicht vor einer dieser lieblichen Häuserwände zu stehen kam. Sondern vor einer stinknormalen Garage.

Auf dem Garagentor stand wie auf so vielen Millionen von Toren ein gelbes Schild mit schwarzer Schrift. Aber diesmal las ich dort nicht den üblichen Satz: »Ausfahrt frei halten!«

Sondern die Worte: »Freiheit aushalten!«

Dieses Schild wurde zu meinem Kompass. Seitdem versuche ich, Freiheit auszuhalten. Denn die echte Freiheit gleicht nicht der des Marlboro-Mannes und auch nicht der eines Piloten über den Wolken. Nein, die ganze Freiheit zu leben, heißt immer auch, ihre andere Seite nicht abzuwehren, ihre kalte, oft so unfreundliche.

Der Wind der Freiheit bläst fies. Er weht oft wie ein eiskalter Hauch. Freiheit, das heißt auch, die Angst zu ertragen, weil man bekanntlich nicht weiß, was kommt, wenn man sich ihr wirklich anvertraut. Aber wenn man lernt, auch mit dieser großen Unbekannten namens Angst zu leben, ist man vielleicht schon auf dem besten Wege, sie zu überwinden. Und dann, ja dann streckt man die Hand aus.

Nicht nur nach einem bisschen von ihr. Sondern nach der ganzen Freiheit.

Wer sich von Fesseln und Zwängen löst, sollte bereit zum Streunen und Straucheln sein und auch sich zu verlaufen. Und trotzdem wieder anzukommen. »Im Dschungel des Lebens gibt es keine Wegweiser«, sagt Udo Lindenberg ...

Jurek Rotenberg ist sich lebenslang sein eigener Pfadfinder gewesen. Das war sein Glück im Unglück.

Menschen, die ihm zufällig begegneten, ließ er aus dem Stand heraus teilhaben an diesem Glück. Wenn er auch nie sagen wollte, woher dieses Glück rührte. Und so brachte er, wo er auch ganz alltäglich erschien, die Leute zum Lächeln. Ob das nun die Kassiererin im Supermarkt oder der Kellner im Restaurant war – überall unterhielt er seine Umwelt bestens und berührte sie meistens. Oder verzauberte sie.

Denn Rotenberg hinterließ bei den Menschen, die er traf, ein gutes Gefühl. Er behandelte sie, als hätte nicht gerade *er ihnen*, sondern *sie ihm* etwas Gutes getan. Das waren die Menschen nicht gewohnt. Sie standen oft staunend vor ihm, vergaßen kurz ihre Arbeit oder ihren Trott und wunderten sich über diesen Herrn, der so liebenswert war zu ihnen.

Mir ging es natürlich ähnlich. Ich und auch mein ebenfalls mit Rotenberg befreundeter Journalistenkollege Joachim Käppner waren Sammler solcher Momente mit ihm. Ich häufte sie sogar an. Denn er schenkte sie mir ja, und außerdem legte ich einen Vorrat von Erinnerungen an, weil ich den Augenblick fürchtete, an dem er sich eines Tages nicht mehr melden würde.

Er hatte mir für diesen Fall einen Zettel aufgeschrieben mit einer Nummer, die ich dann anrufen sollte. Es war seine russische Zugehfrau, die wie er in Haifa lebte. Und weil die nur Russisch und ein bisschen Hebräisch spricht und versteht, hatte Rotenberg mir nur einen Satz auf Russisch aufgeschrieben, den ich sie dann fragen sollte: »On schiwjot?« – jene Worte für »Er lebt?« Dazu hatte er beide möglichen Antworten auf Russisch notiert: die Worte für »lebt« und für »gestorben«. Dazu sagte er: »Lächeln Sie, mein Freund! Wer zuletzt lacht, stirbt einfacher!«

Die Zeit verrinnt, das wussten wir. Und so verbrachten wir beide schon einige Auszeiten miteinander, während derer die Zeit in der Tat aussetzte: Wunderbare Tage in meiner Heimatstadt Essen, denn Berthold Beitz lebte und wirkte ja dort. Aber ebenso genossen wir Zeiten zusammen in meiner Wahlheimat München. Dann in Breslau, wo er lange gelebt hatte. Dort führte er mich auf die Spuren der großen polnischen Komponisten. Irgendwann spazierten wir durch Haifa, immer am Saum des Meeres entlang.

Bis wir eine Woche lang zusammen mit meiner Alexandra auf einem Kreuzfahrtschiff durch das Blau von Meer und Himmel der griechischen Ägäis fuhren. Weil Rotenberg Schiffe so liebte. Vorher musste ich ihm versprechen, dass ich ihn in dieser Zeit nicht auf den Holocaust ansprechen würde. Und dass ich niemandem an Bord erzählen würde, dass er ein Überlebender war. Denn auf dem Sonnendeck des Schiffs wollte er keine Schatten!

Rotenberg war einer dieser seltenen Menschen, die beweisen, dass man Herr, vielleicht sogar König seiner Gedanken und Gefühle sein kann. Dass man eben doch selbst bestimmt, was man in seinem Inneren beherbergt und wie man damit umgeht. Laut einer Studie kommen uns schätzungsweise täglich mehr als 6000 neue Gedanken im Wachzustand. Andere Expertisen legen nahe, dass nur ein Bruchteil davon wirklich positiver und selbstbestärkender Natur sind. Die meisten wiederholen sich und kreisen lediglich um Alltag, Sorgen, Ängste und Banales.

Für Jurek Rotenberg galt das nicht! Er bewahrte sich bewusst genau das, was man heute ein »positives Mindset« nennt. Und: Er leistete sich einen im besten Sinne gesunden Humor. Er machte Witze über Nazis und entmystifizierte sie so. Der Humor schenkte ihm Kontrolle und innere Distanz. Die Wissenschaft weiß, dass er die seelische Widerstandskraft nähren kann.

Im Spätsommer 2019 sahen wir uns zuletzt, bis dann Corona ein Wiedersehen unmöglich machte. Er rief mich an mit einem Witz wie immer. So glaubte ich. Denn diesmal sagte er: »Hören Sie, mein Herr! Ich melde mich fast direkt aus dem Führerhauptquartier! Aus Bad Reichenhall!«

Und in der Tat, er war, ohne vorher etwas zu verraten und um mich zu überraschen, kurz nach seinem 90. Geburtstag nach München geflogen und hatte sich dann in den Zug gesetzt. Weil er in diesem Ort am Rande von Deutschland schon einmal vor vielen Jahren gekurt hatte. Und weil er besonders schöne Erinnerungen an diese Zeit hatte. Von dort, von Bad Reichenhall, ist es nur einen Spaziergang entfernt zu Hitlers »Berghof« in Berchtesgaden.

»Kommen Sie mich besuchen? Ich bin in Deutschland! Ich wollte noch einmal nach Deutschland ... Ich hatte Sehnsucht nach diesem Land ...«, sagte er nun am Telefon, »lassen Sie uns ein paar Tage Sommerfrische genießen!«

Sommerfrische. Was für ein altes schönes Wort.

Und so ließ ich alles stehen und fuhr zu ihm. Quartierte mich ein in sein Hotel und kurte mit ihm in Bad Reichenhall. Morgens gingen wir schwimmen, nachmittags bummelten wir im Königlichen Kurgarten, setzten uns ins prächtige Gradierhaus und fielen aus der Zeit. Wir atmeten die kühle Luft der Salinen und lasen Zeitungen. Rotenberg liebte deutsche Zeitungen.

Abends deckte er dann wie immer den Tisch in seinem

Hotelzimmer und lud zu seinem polnisch-israelisch-deutschen Abendbrot. Das bestand im Wesentlichen aus orientalischem Hummus, polnischer Wurst, deutschem Schwarzbrot, Oliven, Koriander und viel Knoblauch. Wo immer wir uns trafen, ob in Haifa, Breslau oder München – überall ließ er es sich nicht nehmen, sein Spezial-Buffet auf einer extra dafür mitgereisten rot-weiß karierten Tischdecke aufzutischen. Die luftgetrockneten Dauerwürste dafür hingen stets in seinem Hotelkleiderschrank, als wären es seine Krawatten. Mit einem Glas bayerischem Bier stießen wir dann an: »Le Chaim! Auf das Leben, lieber Freund! Und willkommen zurück in Deutschland.«

Am nächsten Nachmittag dann lagen wir so auf unseren Sonnenliegen, dass wir Richtung Berchtesgaden blickten. Wir schauten damit auch auf jenen Hang des Obersalzbergs, an dem einst Hitlers »Alpenfestung« gebaut wurde. Heute hat sich der Wald das Sperrgebiet zurückgeholt.

»Sehen Sie das da vorn?«, fragte ich meinen Freund. »Ja«, sagte er, »ich sehe das schöne Blau der Berge und den fast genauso blauen Himmel.« Ich schmunzelte und fragte ihn, ob er denn gar nicht an die Vergangenheit denken würde hier an diesem Ort? Ob er das Schreckliche nicht vor Augen habe? »Doch, doch«, antwortete Rotenberg, »aber schauen Sie: *Er* ist nicht mehr da ... *Ich* schon!«

Und genau so bleibt er für mich immer da. Auch wenn er nun an Corona gestorben ist. Den ersten Entwurf zu seinem Kapitel habe ich ihm kurz zuvor noch nach Israel schicken können.

Die Seele des Seelsorgers

Pfarrer Gruber konnte nicht mehr – und wird nun wieder zusammengesetzt. Zu Gast in einem Kloster für ausgebrannte Priester

THOMAS GRUBERS TAG, der sein Leben veränderte, bricht früh an. Verborgen von der Welt, morgens um fünf beim Morgengebet in einem Kloster. Ausgerechnet an diesem dunklen Morgen kehrt wieder etwas Licht zurück in sein Innerstes. Bis dahin war es immer dunkler geworden in ihm.

Ich fahre zu ihm mit dem ICE nach Würzburg. Von dort steige ich noch zweimal um. Zuletzt sitze ich in einem Schulbus, der mich zu dem entlegenen Ort bringt, an dem er jetzt lebt.

Dieses Buch führt mitten hinein in Orte, zu denen das Betreten verboten ist. Geschieht das aus bloßer journalistischer Neugier? Das vielleicht auch, ja. Denn ohne Neugier wäre ein Journalist ja berufsunfähig. Aber das ist nicht allein der Grund. Viel mehr zog es mich hinter Mauern und verschlossene Türen, weil ich mir und meinen Geschichten dort einen besonderen Zugang zu Menschenseelen verschaffen wollte. Und den findet man auf den unwegsamen Pfaden besser. Vielleicht wandern deswegen so viele Menschen den Jakobsweg.

Ich spürte überall, dass sich die Mauern und Türen zu den Gemütern der Menschen am weitesten öffnen, wenn man sie hinter den tatsächlichen Mauern einmal aufsucht. Wenn man ihre Abgeschiedenheit dort eine Zeit lang mit ihnen teilt, am besten mehrere Tage.

Vorausgesetzt, man bricht in diese Welten nicht ein wie ein Panzerknacker, auch nicht als neunmalkluger Eindringling oder Störenfried, sondern sanft als eine Art Begleiter mit aufrichtigem Interesse. Als einer, der sich in und auf diese verborgene Welt einlässt, sie mit dem Menschen teilt. Wenn es denn stimmt, dass man eine Zeit lang in den Schuhen des anderen gehen muss, um ihn wirklich zu verstehen oder zu erkennen, dann wollte ich nicht nur in den Schuhen meiner Gesprächspartner gehen, sondern mit ihnen auch ihr Refugium teilen. Und je verborgener und abgeschiedener das war, umso besser. Ich kam mir oft vor wie ein Zellengenosse, aber ein sonderbar freier.

Deswegen stand ich mit Hermann vor den Türen von Hinterbliebenen, werde eine Gefangene in einem Gefängnis und eine Soldatin in der Psychiatrie besuchen. Und lebe nun mit Thomas Gruber in einem Kloster.

Ein Ort der Einkehr und Stille, aber Thomas Grubers Kloster war noch mehr. Es handelte sich um eine Art Kloster im Kloster. Er war drei Monate zu Gast im »Recollectio-Haus« des Klosters Münsterschwarzach in Franken. Eine einzigartige Einrichtung der katholischen Kirche für seelisch ausgebrannte Kirchendiener. Einmalig war es auch, dass ein Journalist ihn dort begleiten durfte.

Mindestens einmal am Tag treffen wir uns in der Klosterkirche vor dem großen Kreuz. Dem Jesus an diesem Kreuz geht es gut. Er scheint zu lächeln. Das tröstet die vielen verletzten Seelen, die sich hier vor ihm versammeln. Dieser Christus von Münsterschwarzach hängt nicht an seinem Kreuz, durch seine Füße und Hände bohren sich keine Nägel, die ihn schmerzhaft halten könnten. Es wirkt, als schwebe er. Und wenn die Morgensonne ihre ersten Strahlen durch das gelbe Fenster der Klosterkirche schickt, leuchtet dieser Christus. Es ist ein Licht wie aus einem Werbespot, das uns beide in sonnengelbes Funkeln hüllt.

Aber leider sieht es in Pfarrer Thomas Grubers Innerstem vorwiegend düster aus. Noch dringt kein noch so honigsüßes Licht in ihn.

Schon vor Sonnenaufgang trifft sich Gruber mit den anderen, die nicht mehr weiterwissen, vor diesem Jesus. Er kniet nieder. Auch, weil es ihn nicht mehr aufrecht hält in diesen Tagen, ihn niederdrückt. Gruber ist einer von 18 Gästen des Recollectio-Hauses, das sich an die Mauern des Klosters Münsterschwarzach bei Würzburg duckt, als wolle es Beistand erfahren.

Hier hält er nun Zwiesprache. Und Tag um Tag wird es ihm, dem Schwermütigen, hoffentlich ein wenig leichter um die Seele werden. Gruber wird sich bald verwandeln. Er wird das Schwere in ihm zum Schweben bringen. Ich habe ihn dort und später zurück in seiner Pfarrei ein halbes Jahr lang begleiten dürfen.

Thomas Gruber faltet seine Hände vor seiner Brust, schaut zu Jesus auf. Stumm erzählt er ihm von seinem Leid, das ihm die Freude zum Leben nahm. Gruber sagt: »Irgendwann schaute ich aus meinen Augen. Aber ich sah nicht mehr richtig. Genauso erging es mir mit meinen Ohren. Ich hörte zwar noch, aber ich wurde taub für so vieles.« Und das wörtlich.

Seit Kurzem trägt er Hörgeräte. Folgen eines Hörsturzes. »Als Nächstes hätte es das Herz treffen können«, sagt er. Das Herz des Pfarrers war taub geworden. Grubers Hörfähigkeit war psychosomatisch geschädigt, sagen die Ärzte. Er saß im Religionsunterricht, die Kinder lachten ihn an und redeten auf ihn ein. Aber er verstand sie nicht mehr. »Das war grausam.«

Die vier Türme der Abteikirche weisen von Weitem schon

den Weg der Pilger und Patienten, er schlängelt sich durch Weinberge und Dörfer. Wer die knarzende Pforte öffnet, dem weht ein kühler Sog aus Weihrauch und Kerzenruß ins Gesicht. Aus ganz Deutschland kommen sie hierher, ins Recollectio-Haus: Geistliche und Kirchenangestellte, die ihren Alltag und ihre Gemeinden für ein Vierteljahr zurücklassen und hier eintauchen in eine andere Welt. Männer und Frauen. Priester, Mönche, Nonnen. Seelsorger, deren Seelen zu Sorgenfällen geworden sind. Die nicht mehr für andere sorgen können. Die schwere Krise der Kirche in Deutschland und Europa, sie ist auch eine Krise ihrer Diener.

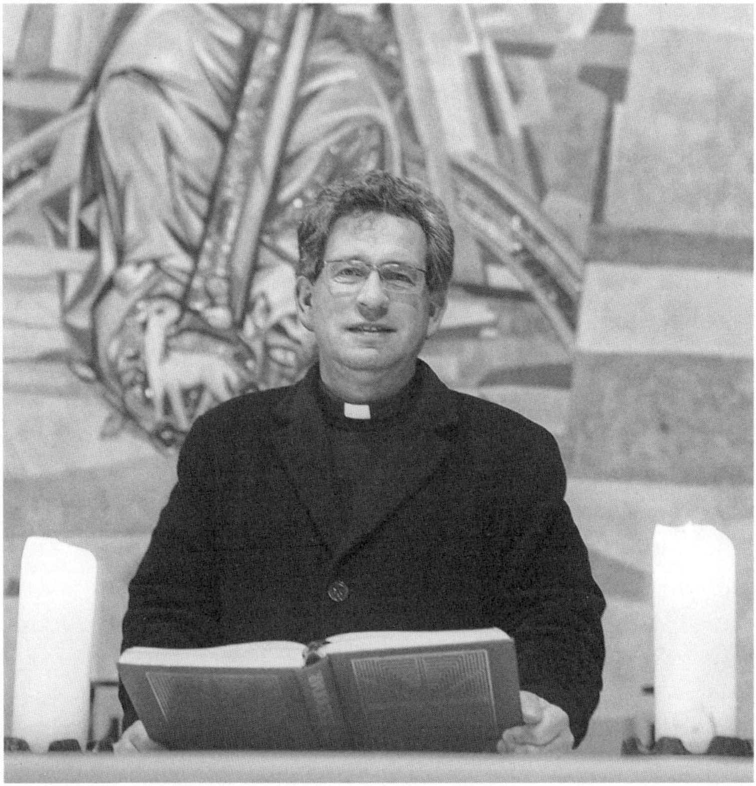

Januar 2015. Fahl ist Grubers Gesicht, sein Gang schleppend. Ein Mann, der sich zwischen den schweren Wänden aus Stein am liebsten selber auflösen würde, so scheint es. Gruber versteckt sich hier vor der Welt da draußen, die ihn krank gemacht hat. Das Versteck behütet ihn, es beengt ihn nicht. Eine »depressive Phase«, einen »Burn-out« diagnostizierten die Ärzte bei dem damals 47-Jährigen und schickten ihn hierher. Theologen und Psychotherapeutinnen richten ihn nun wieder auf.

Gruber, schmal von seiner Gestalt, graue Locken, freundliches und kluges Gesicht, ist kein Mensch, der sich über zu viel Arbeit beschwert. Überhaupt redet er nicht gern von sich selbst. Er ist ein sehr herzlicher und bescheidener Mensch. Er nimmt sich gern selbst zurück. Vielleicht hat er sich auch deswegen selbst vergessen.

Nie würde er sagen, dass er krank wurde, weil ihm zu viel aufgeladen wurde. Doch ähnlich wie Lehrer, Ärztinnen, Pfleger und Krankenschwestern innerlich verbrennen, so ergeht es auch katholischen Priestern.

Gruber gehört zu jenen Männern, die doch angeblich deswegen ohne eine Partnerschaft leben sollen, um ganz und gar für andere da sein zu können. Konnte er das? Irgendwann hatte Gruber das Gefühl, allen und allem nicht mehr zu genügen.

Er lebt jetzt in einem klösterlichen Zimmer mit einem klapprigen Bett und 70er-Jahre-Möbeln, das nach altem Gemäuer und Landluft riecht. Seine Tage verbringt er mit Therapien. »Recollectio«, das heißt »sich wieder zusammensetzen«. Und das versuchen die seelisch Gebrochenen in diesem Haus. Wem Einlass gewährt wird, der steht in einem Portal voller Symbole. Ehemalige haben die Wände bunt gestrichen, als wollten sie all die Traurigkeit verbannen. Eine Holzschnitzerei zeigt eine Madonna mit gebrochenen Engelsflügeln.

Daneben hängt ein Ölgemälde mit zwei Trapezkünstlern – einem »Springer« und einem »Fänger«, der den, der den Sprung wagt, auffängt. Die »Fänger«, das sind die Geistlichen und Psychotherapeuten im Haus. Und Thomas Gruber, das ist der Springer.

Er stammt aus der Nähe von Mühldorf am Inn. In seinen Worten liegt ein warmer Dialekt. Er ist Priester im oberbayerischen Hallbergmoos, nahe dem Münchner Flughafen. Vorher war er es in Heufeld bei Rosenheim. Im Laufe der Jahre musste er – wie die meisten seiner Kollegen in Zeiten des Priestermangels – zur eigenen Gemeinde weitere hinzunehmen. Bei Gruber waren es drei. Er war damals Dekan des Dekanats Bad Aibling. Auch jetzt ist er bereits wieder zum Dekan des Dekanats Weihenstephan aufgestiegen.

»Viele von uns, immer mehr, fallen durchs Raster«, sagt er. »Die Ansprüche an uns werden höher, wir betreuen immer mehr Gemeinden, wir müssen immer perfekter sein. Wir werden auch immer gläserner. Wir sind nicht mehr ganz geschaffen für das, was uns der Zeitgeist abverlangt.«

Zum Jahresende brach Gruber zusammen. »Ich fühlte: Wenn mein Leben jetzt zu Ende gehen würde, wäre es gut so.«

Fünf Wochen später. Gruber sitzt dem Leiter des Recollectio-Hauses gegenüber. Wunibald Müller, Theologe und Psychotherapeut, ist ein sanfter Mann, der den Kämpfer für eine offenere katholische Kirche bis heute in sich trägt. Gegen viele Widerstände baute er dieses Haus vor 25 Jahren auf. Als die Kirche, die bis heute so einiges verschweigt, auch ihre seelenkranken Priester noch verbergen wollte.

Als wir uns treffen, ist Müller 64 Jahre alt, eine Vaterfigur für viele. Er und sein Kollege Ruthard Ott sprechen mit Thomas Gruber. Mal von Mensch zu Mensch, mal von Psychotherapeut zu Patient. Dann sitzen sie in Müllers Büro, an der Wand hängt ein Bild vom verlorenen Sohn und dem Vater, der ihm seine Arme entgegenstreckt. Müller empfängt Gruber mit seinen Worten und lässt den Rosenkranz, den er um sein Handgelenk trägt, durch seine Finger gleiten. Gruber sagt, dass er sich manchmal fühle wie ein Gefäß, aus dem alles herausfließe. Müller hört ihm zu, ermutigt ihn, mehr Konturen zu zeigen. Sich nicht zu sehr an andere zu verschwenden.

Gruber hat seit einigen Tagen eine neue Ruhe in sich entdeckt. Ein weiser Mann wie Müller hat sie ihn gelehrt. Und einer wie Pater Anselm Grün. Der Benediktinermönch, der in Münsterschwarzach wie seine Mitbrüder in einer kargen Zelle lebt, steht dem Recollectio-Haus als geistlicher Leiter vor. Grün ist das Gesicht des Klosters. Ein berühmter Mann, Bestsellerautor von spirituellen Büchern. 15 Millionen oder mehr hat er bislang verkauft, er weiß es nicht genau. Ein äußerlich einfacher Herr mit einem Rauschebart, der sich über seine Kutte kräuselt.

Einmal in der Woche trifft sich Pater Anselm nun mit Thomas Gruber, er ist sein geistlicher Vertrauter in seiner Recollectio-Zeit. Er hat ihm den Weg zu seinen ganz eigenen »Räumen der Stille« gewiesen. Inneren Orten, in denen Gruber nur er selbst sein darf. »In denen er nicht bewertet wird, in denen er sich nicht mehr rechtfertigen und beweisen muss«, sagt Anselm Grün mit einer Stimme, die mehr flüstert, als laut zu sprechen. Die beruhigt und bestärkt. Der damals 70-Jährige teilt mit dem Priester die Stille, nach der er sich so sehnt. Sie meditieren. »Irgendwann ist die Zeit verschwunden. Dann darf ich ganz ich selbst sein«, wird Gruber später sagen. Und Anselm Grün versteht.

Das Zuhören-Können ist die wichtigste Medizin im Recollectio-Haus. Endlich einmal wendet sich jemand denen zu, die sonst immer für andere da sein sollen.

Nach ein paar Wochen schon kehrt das Leben in Gruber zurück. An diesem einen Morgen im Kloster spürt er es zum ersten Mal. Noch ist es ein Ahnen. Ein kleines Leuchtzeichen macht sich da bemerkbar in ihm. Wie aber behält man solch ein Glimmen in sich, wenn das Dunkle viel zu lang die Macht übernahm? Verschwindet es wieder, vielleicht noch an diesem einen Tag? Bitte nicht! Gruber hat Glück in seinem Unglück, die kleine Flamme bleibt. Ein bisschen Leben kehrt zurück in seine Gesicht und seine Stimme. Seine Augen hinter der Brille blinzeln noch etwas zu schnell, aber nach einer Woche liegt nun sogar wieder ein kleines Blitzen in seinem Blick. Gruber hat lernen müssen, seinen Körper, der taub war, wieder zu spüren.

In den Körpertherapie-Stunden in der Turnhalle einer nahen Schule legt er sich auf ein Blatt Papier und bittet seinen Priesterkollegen im Jogginganzug neben sich, seine Umrisse zu zeichnen. Bis Gruber wieder aufsteht und seine Konturen mit Acrylfarbe nachzieht, sie schwarz umrandet. Einmal, zweimal, dreimal. Er tut das, was Müller und Grün ihm rieten, und zeigt Kanten und Konturen. Bislang nur auf dem weißen Blatt.

Er sagt: »Lange gab es nur noch das Priestergewand, das Kostüm von mir. Aber der Mensch unter dem Gewand war verloren gegangen.« Nicht nur der Mensch, auch ein wenig der Mann. »Natürlich sehne ich mich manchmal nach so etwas wie der Ehe. Der Zölibat bleibt ein Wagnis. Ich wage ihn aber immer noch!«, sagt er tapfer. Gruber ist ein Bekenner. Einer, der sich mit seinem Leid in die Öffentlichkeit wagt. Dutzende seiner Leidensgenossen scheuen sich. Gruber ist der erste »Gast« im Recollectio-Haus, der sich während seiner drei Monate begleiten lässt. Er tut es, weil er anderen Mut machen will.

Aus dem Schwermütigen ist ein schwer mutiger Mann

geworden. Der einstige Zweifler verwandelte sich – wie sein Namenspatron aus der Bibel – in einen, der sich traut. Dafür bewundere ich ihn. Er ist einer, der sich aus dem viel zu mächtigen Schweigen seiner Kirche und jenem vieler seiner Kollegen herauswagt.

Wenn die Therapien um sind, spazieren wir beide oft durch den Klostergarten. Es hat schon was von »Der Name der Rose« hier, nur dass die Mönche nicht so furchterregend sind und die Patienten allenfalls gezeichnet von dem, was sie erlebten.

In der »Kreativarbeit« mit Schwester Sylvia, die alle mit ihrer Warmherzigkeit ermuntert, male ich jetzt zusammen mit Thomas Gruber unsere persönlichen Lebensbäume. Der von Thomas zeigt einen tief verwurzelten Stamm, dessen Krone viel zu klein geraten ist. »Ich bin in den letzten Jahren zu wenig gewachsen«, sagt er, ganz überrascht und bewegt von diesem Moment. Und dann schafft er es sogar, ein bisschen darüber zu schmunzeln. Es ist das erste Mal, dass ich ihn lächeln sehe.

Zuletzt wuchs sein Lebensbaum dann gar nicht mehr und sogar sein Glaube wurde »trockener«, so nennt er es. Er wollte nicht völlig austrocknen. So wie einige seiner Kollegen hier im Haus.

Ostern 2015. Die zwölf Wochen sind fast um. Gruber ist dabei, Abschied zu nehmen. Er geht noch einmal zum Jesus von Münsterschwarzach und schaut auf dessen Wunden. »Sehen Sie«, sagt er, »sie sind golden und nicht rot. Genau da wollte ich auch hin. Ich wollte, dass meine Wunden nicht mehr bluten. Dass sie sich vergolden. Dass ich sie als goldene Narben behalte. Das wollen wir doch alle. Das habe ich nun geschafft.« Er lächelt dabei. Und diesmal so richtig.

Er lächelt trotz oder gerade wegen der vielen Nächte, in

denen seine Angst groß war und in sein Klosterzimmer kroch. Trotz oder wegen der Tage, in denen er lernen musste, sich wieder zusammenzusetzen, und haderte, ob seine Seelenrisse je wieder verwachsen.

Er weiß nun um das große Dilemma: Denn dass ein Seelsorger für viele Seelen da sein soll und in Zeiten des Priestermangels sogar für immer mehr, ist riskant und für ihn beinahe lebensgefährlich gewesen. In seiner Therapie aber hat er gelernt, dass er sich mehr abgrenzen muss. Seine Konturen zurückgewinnen muss, so wie in dem Moment, als er sein aufgelöstes Ich malte.

Und nun soll ausgerechnet er, der die Menschen ja halten soll, sich nicht nur abgrenzen, sondern auch loslassen. Innerlich zumindest.

Sechs Jahre später spreche ich ihn wieder. Im Frühjahr 2021. Thomas Gruber erging es in den vergangenen Jahren wie den meisten hier in diesem Buch: Sie haben sich auf den Weg begeben, aber sie sind noch nicht am Ziel.

Das Schöne trotzdem – sie bleiben weiter unterwegs und auf der Suche. Gruber hat sich vor vier Jahren ein zweites Mal eine »Auszeit« genommen. »Ich war noch nicht fertig damals, ich hatte es noch nicht abgeschlossen«, sagt er. In dieser Zeit hat er noch besser gelernt, die »Verbindung zu sich selber« zu halten. Er fühlt sich nun mehr wie ein Ganzes, spürt sich selbst besser. »Ich gebe mir auch selber endlich mehr Raum in meinem Leben«, betont er. Erleichtert und befreit.

Ich mache mich auf den Weg zu einem Sonntags-Gottesdienst von ihm. Er redet ganz anders, als ich es kannte von ihm. Beherzter. Er streckt den Rücken durch, sein Gang federt. Fast hat er etwas Leichtes.

Gruber sagt in seiner Predigt, wie wunderbar es sei, »sich wieder frei zu fühlen«.

Er bedankt sich bei seiner Gemeinde und breitet seine Arme weit aus. Als wolle er die Menschen in der Kirche umarmen. Einigen Frauen stehen Freudentränen in den Augen. Als der Organist »Großer Gott, wir loben Dich« anstimmt und Gruber langsam aus der Kirche schreitet, zwinkert er mir zu.

Dann legt er seine Hand auf seine rechte Brustseite, ballt sie zur Faust. Es sieht aus, als fasse er sich ein Herz.

»Hans-Dietrich, du wirst kämpfen«

Zu Gast bei Genscher. Kurz vor seinem Tod erinnert sich der Staatsmann an sein Glück, überlebt zu haben

Der Tag, der das Leben des Hans-Dietrich Genscher für immer verändert, ist einer im November 1946.

Er bricht an in einer Lungenheilstätte und zu einer Zeit, in der man ihn schon aufgegeben hatte. An diesem Tag aber setzt sich ein Arzt an sein Krankenbett, den Genscher bis dahin nicht kannte. Der Professor will seinem jungen Patienten zumindest noch etwas Hoffnung schenken und sagt zu ihm: »Es sieht nicht gut aus. Aber du kannst es noch schaffen. Doch dafür, Hans-Dietrich, wirst du kämpfen müssen!«

Und in Genscher breitet sich an diesem Tag ein unbedingter Wille aus, genau das zu tun. Nicht länger widerwillig für einen Staat, der so viele Menschen in den Untergang reißt. Sondern für ein neues Deutschland, für das er einige Ideen und große Hoffnungen hat.

Ich sitze im ICE von München nach Bonn. Und steige aus in dieser Stadt, die bis heute von der Zeit erzählt, als die Bundesrepublik Deutschland bescheiden sein wollte.

Der Mann, zu dem ich jetzt ein Taxi nehme, ist hiergeblieben. Die Frühlingssonne steht schräg über der alten Hauptstadt und taucht sie in ihren Weichzeichner.

Die Fenster in Genschers Haus sind wie damals in der

Zeit des RAF-Terrorismus noch heute aus Panzerglas, um seinen Bewohner zu schützen.

Wenn die Aprilsonne durch das Glas fällt, verwischt sie die Konturen seines Gesichts. Ein paar der Furchen verschwinden, die die Zeit hinterlassen hat. 88 Jahre alt ist Hans-Dietrich Genscher, als ich ihn 2015 treffen darf.

Wir wollen über den Zweiten Weltkrieg sprechen, dessen Ende sich damals gerade zum 70. Mal jährte. Und über den Moment in seinem Leben, der alles für ihn veränderte. Der vieles, was danach mit ihm geschah, bestimmte. Dieser Augenblick, an dem sein neues Leben begann, ereignete sich ausgerechnet an einem Tag, an dem er genauso gut hätte sterben können.

Als ich ihm gegenübersitze, bin ich bewegt. Denn ich sehe in ein Gesicht, das mich schon als kleines Kind in seinen Bann gezogen hat. Auf Wahlkampfplakaten und aus den Nachrichten heraus sah es mich an, als könnte es einem imaginären Großvater gehören. So vertraut kam es mir und so vielen anderen vor. Denn der Besitzer dieses Gesichtes sprach eindringlich, vorbildlich und weise zu den Menschen. Und mich als Knirps erinnerte dieser Kopf zudem an den eines Elefanten. Nicht nur wegen seiner großen Ohren. Auch wegen Genschers stets leicht dröhnender Stimme, die er immer tief aus seinem Bauch zu holen schien und die diesen Nachhall hatte.

Er war als Kind also wie ein Elefant für mich. Nicht irgendeiner, sondern ein Anführer von einem Elefanten. Und wenn ich damals auch nicht verstand, worüber dieser Mann redete, so lagen in seiner Stimme doch Kraft und Würde. Das spürten selbst wir Kinder. Irgendwie fühlte ich mich von dieser Stimme geborgen. So wie sonst nur von jener von Helmut Schmidt und Willy Brandt. Diese drei Männer, die ich allabendlich in der *Tagesschau* erlebte, passten also auf die Deutschen auf. Das dachte ich damals. Und ich fühlte mich ganz persönlich von ihnen beschützt.

Genau das schrieb ich Genschers Sekretärin – also das mit dem Beschützen, nicht das mit dem Elefanten –, als ich mich um ein Gespräch mit ihm bewarb. Vielleicht ließ er deswegen zusagen, vielleicht trotzdem.

Ich ahnte damals nicht, dass es eines seiner allerletzten Interviews werden würde. Genscher starb am 31. März 2016.

Wie immer bei solch wichtigen Terminen bin ich viel zu früh vor Ort, um ja nicht zu spät zu kommen. Vielleicht aber auch, weil ich es kaum glauben kann, dass ich gleich bei ihm klingeln werde, als ich in seine Straße einbiege.

Eine Villengegend in Wachtberg bei Bonn. Je tiefer ich in sie hineinlaufe, desto mehr verstummen alle Geräusche. Stille zieht auf. Und mit ihr scheint auch die Zeit stillzustehen.

Die Luft riecht nach frisch gemähtem Rasen. In den Vorgärten blühen Narzissen und Tulpen. Genschers Haus wirkt von vorne besehen bescheiden, erst nach hinten heraus weitet es sich zu einem großzügigen Domizil. Genau so wollte es Genscher, als er vor 50 Jahren dieses Haus bauen ließ.

Vor der Haustür steht sein silberner Audi noch fahrbereit auf dem Bürgersteig. So als würde der Hausherr jeden Moment einsteigen, um mal eben schnell die Post aus seinem Büro zu holen. So wie er das immer tat, bis vor drei Monaten noch. Aber es geht ihm gesundheitlich nicht mehr so gut. Auf dem Kennzeichen steht sein Geburtsdatum: 1927.

Seine Frau Barbara öffnet die Tür. Von der Sekretärin weiß ich, welche Blumen sie mag, und genau die bringe ich ihr mit. Barbara Genscher lächelt, und in ihr Lächeln hinein sagt sie leise zu mir: »Es ist schön, dass er heute wieder so weit ist, ein Interview zu geben.« Dann erzählt sie, wie ihr Mann vor nicht allzu langer Zeit noch auf der Intensivstation wochenlang um sein Leben gekämpft hatte. Das Herz.

Sie schickt mich zu ihm hinauf. Über eine Wendeltreppe geht es ins Dachgeschoss. Dort erstreckt sich die enorme Bibliothek des Hausherrn. Ich sehe ihn, wie er ganz am Ende des Raumes auf einem grünen Samt-Sessel sitzt. Ein lindgrüner Teppichboden aus Velours schluckt das Geräusch meiner Schritte. Die letzten Meter zu ihm hin kommen mir wie eine kleine Ewigkeit vor.

Neben ihm steht diese verschiebbare Holzleiter, die ich aus Dokumentationen mit ihm kenne. Auf ihr stieg Genscher immer empor, um an ein Buch in den obersten Regalen unter dem Giebel zu gelangen. Wie auf einem Gemälde von Spitzweg.

Genscher trägt natürlich seinen gelben Pullunder. Der hat ihn immer etwas freundlicher aussehen lassen. Dazu die Sonne, die seine Brille mit dem goldenen Gestell funkeln lässt. Ein paar nette Worte zu Beginn, aber dann geht es gleich hinein in die Zeit, in der die Nazis diesen Mann in eine feldgraue Uniform steckten.

Vor fast genau 70 Jahren kämpfte Genscher in den letzten Tagen des Zweiten Weltkriegs. Er kämpfte um sein Leben.

Mit 17 Jahren drillten sie ihn zum Pionier. Er hatte sich freiwillig zur Wehrmacht gemeldet. Er wollte wie so viele auf diesem Weg einer Zwangsrekrutierung zur Waffen-SS – wie es sie in der Endphase des Krieges gab – zuvorkommen, sagt er. Er kam zur Armee Wenck, abkommandiert für ein Himmelfahrtskommando.

Drei schwer angeschlagene Divisionen bildeten diese 12. Armee. Ein letztes Aufgebot, das die von mehr als zwei Millionen Russen umschlossene Reichshauptstadt im April 1945 retten sollte. Wenck hätte mit seinen Männern den Ring um Berlin durchbrechen und die Stadt befreien sollen. Im Film »Der Untergang« faselt Bruno Ganz alias Hitler noch kurz vor seinem Selbstmord von eben diesem

Wenck, der die große, die völlig unmögliche Wende bringen sollte.

Kurz bevor der Soldat Genscher im März losmarschierte, so erzählt er jetzt, besuchte ihn seine Mutter ein letztes Mal in seiner Kaserne in der Lutherstadt Wittenberg. Zum Abschied nahmen sich beide in die Arme. Der Junge sagte zu seiner Mutter: »Das war wohl dein letzter Besuch. Die Front rückt näher. Wir kommen bald zum Einsatz, und es ist möglich, dass du lange nichts von mir hörst ...«

Aber er versprach ihr, dass er überleben würde.

Der Junge hielt sein Versprechen. »Das war mir das Wichtigste«, sagt er heute. »Ich wollte meine Mutter nicht enttäuschen.«

Wenn er sich an einen der vielen Momente erinnert, in denen er davonkam mit seinem Leben, deutet Genscher mit dem Zeigefinger an seine linke Schläfe: »Hier, genau hierhin traf ihn der Schuss«, sagt er dann und meint den Kameraden, der neben ihm marschiert war und kurz den Helm abgenommen hatte. Kopfschuss. »Das war mein erster Toter«, sagt Genscher und schweigt dann ein paar Sekunden, die sich lange in der Stille dehnen. So leise ist es, dass man seinen Atem hören kann.

Der zweite Tote sollte kurz danach folgen. »Nimm doch wenigstens seine Schuhe, die passen dir!«, rief ihm sein Feldwebel zu, weil Genschers Schuhwerk völlig zerschlissen war. »Doch das konnte ich nicht«, erinnert er sich.

Wenn der alte Herr von seinem Versprechen und seiner Mutter spricht, weicht sich heute noch seine sonst so feste Elefanten-Stimme auf: »Sie tat mir so leid, dass sie so früh Witwe geworden war.« Schon 1937 starb Genschers Vater. Auch deswegen wollte er seiner Mutter einen weiteren Verlust ersparen. Sie brauchte ihn doch. Er war jetzt der Mann im Haus. »Etwas von meinem Vater lebte in mir weiter. Noch heute fühle ich mich ihm und seinem frühen Tod verpflichtet. Manchmal frage ich mich: Wie hätte er wohl gehandelt?«

Wurde sein Sohn deswegen so alt?

Auch die Mutter setzte alles in ihn. »Sie gab mir einen Ring meines Vaters mit in den Krieg.« Den trug Genscher fast bis zum Kriegsende. In den letzten Tagen, schon in Gefangenschaft, versteckte er ihn eines Nachts in seinem Mund, aus Angst vor Plünderern. Am nächsten Morgen war der Ring aus seinem Mund verschwunden.

Erzählt Genscher heute davon, fühlt er mit den Fingern seiner rechten über den Ringfinger seiner linken Hand, streicht über seinen Ehering. Dann schaut er durch das Panzerglas seines Hauses auf die alten Bäume. Ganz leise dringen Vogelstimmen zu ihm.

Der Staatsmann bleibt mit seinen Gedanken konzentriert in seinem Gestern. Berichtet erstaunlich präzise von jener Zeit, in der dieser Mann, der so viele Deutsche ein Leben lang begleitete, kämpfen musste. Er tat es damals für ein Land des Hasses. Eines, das ihn verheizen wollte.

Seine Gedanken fließen klar wie immer. Seine Stimme klingt nach einem ganzen Jahrhundert. Er ist dessen Kronzeuge. Genscher, das ist der Mann, der immer irgendwie anwesend war. Mit dem die Deutschen erwachsen und alt wurden und starben. Der große Liberale. Der schon auf dem Reformrealgymnasium seiner Heimatstadt Halle zur Freiheitlichkeit ermutigt wurde. »Dabei war ein gewisser Reinhard Heydrich der berühmteste Absolvent meiner Schule. Aber das wurde von den Lehrern verschwiegen. Sogar als er nach dem Attentat auf ihn starb.«

Da gab es viele Lehrer um Genscher herum, die in leiser Opposition standen zum Nationalsozialismus und die das ebenso still und geschickt an ihn weitergaben. Er ist sich sicher, ohne diese Lehrer, ohne dieses Klima an der Schule, hätte er sich nicht diese innere Distanz zum Regime angeeignet. Eine innere Freiheit, die nach dem Krieg sein Leben, seine von ihm geführte Partei und seine Politik bestimmen sollte.

Aber es sind nicht nur die Lehrer, es ist auch der schon erwähnte Arzt, der Genscher mit seinen Worten ein ganz besonderes Gefühl für seine eigene, höchstpersönliche Freiheit auf den Weg geben wird: dass der todkranke und abgemagerte Hans-Dietrich dort in der Heilanstalt nämlich trotz allem innerlich frei geblieben ist. Frei, sich zu entscheiden, wenn er denn nur will. Gegen den Tod und für das Leben.

Seine Freiheit lebt er seit diesem Tag im Jahr 1946 als junger Politiker, aber auch erstaunlich konsequent als Mensch. Mir fällt kein anderer Politiker ein, der freiwillig und ohne Not sein Amt hergab, so wie es Genscher 1992 tat. Und der danach nicht nach neuen Ämtern und Funktionen trachtete und an der Macht klebte, sondern der stattdessen wirklich *lebte*. Fast jede Woche sah man den Außenminister a.D. auf irgendeinem roten Teppich, einem Ball, bei einem Vortrag oder einem Event. Er genoss sein Leben in Freiheit, er verstand zu leben. Fast 23 Jahre lang blieben ihm dafür nach seinem Rücktritt, bis er krank wurde. Bis dahin aber lebte er sein zweites Leben danach.

Er will nicht klagen, auch wenn er gerade Grund dazu hätte. Er will tapfer sein, bis heute. Zum Jahreswechsel verhob er sich an einem Koffer, einer seiner Brustwirbel brach dabei entzwei. Seitdem kann Genscher nicht mehr gut gehen. Ausgerechnet er, der ein Leben lang auf der Reise war. Dünn ist er geworden, etwas Durchscheinendes hat seine Statur nun. Seine Markenzeichen-Ohren wirken in seinem verschlankten Gesicht noch größer. Wenn er mit seinem linken Arm gestikuliert und die Hand hebt, rutscht seine Armbanduhr fast bis zu seinem Ellbogen herab.

Ein Resilienz-Leben. Die Psychologen sprechen von internaler Kontrollüberzeugung und hoher Selbstwirksamkeitserwartung. Genscher wollte in seinem Leben nach 1945 nicht noch einmal einem Gesellschaftssystem hilflos ausgeliefert sein und übernahm auch deshalb selbst gesellschaftliche Verantwortung. Ein Meister des lösungsorientierten Denkens. Nie sah sich Genscher in einer Opferhaltung, sondern beschloss früh in seinem Leben, aktiv Großes zu bewirken.

Er ist ein Denkmal im gelben Pullunder. Er war der dienstälteste Außenminister der Welt. Was fühlt er, wenn er diese Welt nun nicht länger umkreisen kann? Wenn er stattdessen aus dem Fenster vor ihm auf ein Feld schaut? Wenigstens liegt dieses Feld hinter seinem Haus sehr grün und sehr weit vor seinem Fenster. Bis zum Horizont kann Genscher sehen. Grenzenlos.

Er schaut einen an mit seinen Genscher-Augen. Mit diesem Blick, mit dem er alte Feinde um Vertrauen bat. Mit dem er oft ein Meister im Ungefähren und Taktieren war – und mit dem er seine Macht erhielt. Mit dem er aber auch selbst mit den härtesten Amtskollegen steinerweichend verhandelte und Atomraketen abrüstete. Mit dem er die Menschen in der Prager Botschaft befreite.

Mit diesem Blick kann er bis heute allen anderen Blicken standhalten.

Wir sitzen vor Genschers Bücherregal. Einige der Bände tragen die schwierigste Zeit seines Lebens und auch den Namen jenes Mannes im Titel, der den Zweiten Weltkrieg begann. Aber Genscher nennt ihn nicht bei seinem Namen. Er hat lange überlegt, ob er diesem Treffen und damit seinem Thema – dem 70. Jahrestag des 8. Mai 1945 – zustimmen soll. Ob ausgerechnet er, der Friedenspolitiker, über den Krieg sprechen soll. Er tat es sein Leben lang nur äußerst selten. Selbst in seinen »Erinnerungen«, die mehr als tausend Seiten zählen, schreibt er über seine Kriegszeit nur ein paar Absätze.

Auch über die anderen Zeiten, in denen er mitten im Leben dem Tode nahe war, spricht er kaum. Jene etwa, als er ausgemergelt aus dem Krieg zurückkehrte und schwer erkrankte.

Dann die Zeit als Minister und zugleich Parteivorsitzender, als er, fast von der Öffentlichkeit verborgen, mit zwei Herzinfarkten für seinen Ausnahmeberuf bezahlte. Den zweiten, besonders schweren Infarkt, erlitt er ausgerechnet kurz vor seiner Prager Botschafts-Rede. Nein, Angst um sich selbst habe er damals nicht gehabt: »Ich dachte mehr an die festgehaltenen Menschen dort«, antwortet er. »Und dann war es auch so, dass in diesen Momenten mir ungeahnte Kräfte zuwuchsen.«

Zeit seines Lebens, wenn sein Körper aber seinem starken Willen nicht folgen wollte, hörte er wieder und wieder die Worte dieses Arztes aus der Lungenheilstätte, in der er als junger Mann lag. Tuberkulose. Drei Jahre lang verbrachte er dort, ohnehin geschwächt vom Krieg, zwischen Leben und Tod. Und doch, so glaubt er heute, war es dieser eine Tag damals, der alles änderte in seinem Dasein. Der Tag, als alles schon auf sein Ende hindeutete und dieser eine Arzt ihm Mut machen wollte in seiner tiefen Verzweiflung.

Der Satz, den er sprach, wirkte wie ein Zauberspruch auf ihn: »Hans-Dietrich, du wirst kämpfen müssen!«

Immer wieder in seinem langen Leben musste Genscher an diese Worte zurückdenken, wenn es ihm schlecht ging. Sie fielen am Tag, der sein Leben veränderte. Der Professor sagte: »Es ist nun so, dass du dich entscheiden musst, ob du dich dieser Krankheit ergibst. Oder ob du gegen sie kämpfst. Du musst dich beeilen.«

Vielleicht war Genscher seitdem so rastlos. So stets auf der Reise. Und so zeitlos.

Er nahm sein Schicksal an, statt mit ihm zu feilschen. Er ging fortan Tag um Tag in sein Leben hinein! War ständig unterwegs. Eilig. Er ging auf die Menschen zu, statt abzuwarten und zu zögern. Damals schon war er der geborene Außenminister. Wie sehr fehlt er uns heute in dieser Welt, die kopfsteht wie auf dem Cover dieses Buchs? Wie sehr vermissen wir ihn in Zeiten des Ukraine-Kriegs, der tobt, als ich dieses Buch schreibe? Und wie sehr bräuchten wir ihn in Zeiten eines drohenden Dritten Weltkriegs?

Genscher, aber auch Helmut Schmidt und andere, sie hätten vielleicht einen Ausweg gewusst und sich für ihn eingesetzt. Einen Weg fürs Leben. Auch weil sie den Krieg so hautnah erlebt hatten. Und auch, weil sich ihre eigenen ersten großen Überlebenskämpfe gegen Kriegsende entschieden hatten.

Bei Genscher war es im Mai 1945 gewesen, als er über einen wackligen Behelfssteg bei Tangermünde über das reißende Wasser der Elbe balancierte. Hinter dem Fluss feuerten die Russen, ihre Granaten peitschten in die Fluten. Vor ihm warteten die Amerikaner.

Wie viele seiner Kameraden vor und hinter Genscher über diesen Steg gingen, wie viele das Granatfeuer der Russen traf, wie viele ins Wasser stürzten, das hat Genscher damals nicht gesehen. Um nicht selbst zu fallen, ging sein Blick nur nach vorn. Ans westliche Ufer. »Ich erinnere mich, wie ein Offizier mit der Reitpeitsche auf die Kameraden einschlug, sie dirigierte, sodass nicht zu viele auf einmal auf die Brücke drängten.« Hinter ihm zog sich die Rote Armee immer enger zusammen, wie eine Schlinge. Vor ihm winkten die Amerikaner.

Genscher schaffte es ans rettende Ufer. Nur für ein paar

Tage nahmen ihn die GIs in Gefangenschaft, dann kam er frei. Genscher fuhr mit dem Zug nach Hause. Nach Halle, dort wo der Platz vor dem Bahnhof heute »Hans-Dietrich-Genscher-Platz« heißt. Und von dort lief er zu seinem Elternhaus. Heute heißt es »Hans-Dietrich-Genscher-Haus« und erinnert an seine Politik und sein Leben.

Die Elbe, über die er damals ging, ist Genschers Lebensfluss. Sie ist der Strom, der den Westen mit dem Osten Deutschlands verband, auch als das Land im Kalten Krieg getrennt war. Es ist der Fluss, an dem sich sein Leben entschied. Aber auch der Fluss der deutschen Einheit. Und Genscher ist ein Architekt dieser Einheit.

Dass der Soldat Genscher bis über die Elbe kam, verdankte er dem Mann, nach dem seine Armee benannt war. General Walther Wenck war kein Nazi, und er widersetzte sich Hitlers Befehl. Er führte seine Männer – und mit ihnen Zehntausende anderer eingeschlossener und versprengter Verbände – nicht nach Berlin und damit ins Verderben.

Er lenkte sie stattdessen an der umkämpften Reichshauptstadt und der vorrückenden Roten Armee vorbei, um sie den Amerikanern zu übergeben. Um die Männer zu retten.

Erzählt Genscher heute von diesem General Wenck, legt er beide Hände auf seine Brust: »Er war mir ein Vorbild an innerer Führung«, sagt er.

Nach dem Krieg, in den 70er-Jahren, sah er ihn wieder bei einem Empfang, den Thomas Dehler gab. Da ging Genscher, der einfache Soldat von damals, auf den General von damals zu und bedankte sich bei ihm. Für sein Leben und das seiner Kameraden.

Vor drei Jahren besuchte eine Enkelin Wencks den Minister a. D. in seinem Haus bei Bonn und bat Genscher, ihr von ihrem Großvater zu erzählen. »Sie können stolz auf ihn sein«, sagte er ihr.

Wie oft muss der Außenpolitiker Genscher wohl an seinen ganz eigenen Krieg zurückgedacht haben, als er im Kalten Krieg in Moskau oder in Washington Tage und Nächte am Verhandlungstisch saß? Wie oft wohl hat er mit Gromyko oder Kissinger über den Krieg geredet? »Die Russen fingen oft damit an, bei Tisch. Sie sprachen immer mit einer besonderen Emotionalität über ihn. Ich habe niemanden erlebt, der hasserfüllt war«, erinnert er sich.

Nur einmal argwöhnte Gromyko mit ihm. Genscher hatte dem russischen Amtskollegen lange vor der Wende gesagt, dass er an die deutsche Einheit glaube. Möge sie auch noch so weit entfernt sein. Da rief ihm Gromyko zu: »Aber Sie haben doch den Krieg verloren!« Und Genscher antwortete: »Ja, aber die Zukunft und den Frieden werden wir gewinnen!« Die Psychologen sagen, dass Zuversicht eines der großen Resilienz-Merkmale ist.

Nur manchmal noch dachte Genscher in solchen Momenten an seine eigenen Sekunden zwischen Leben und Tod, als er Auge in Auge einem russischen Soldaten gegenüberstand.

In den letzten Kriegstagen übernachtete der Soldat Genscher in einem Kuhstall, als das Hoftor knarrte und ein Rotarmist vor ihm stand. »Ein Milchgesicht wie ich war das«, erinnert er sich. Beide Jungen zogen ihre schussbereiten Maschinenpistolen. Doch sie schossen nicht. Geistesgegenwärtig stieß er das Tor wieder zu. Der Russe verschwand. Genscher sagt heute: »Ich würde meinen Iwan – so nannten wir die Russen – gerne noch einmal wiedersehen.«

So etwas wie Landser-Romantik ist Genscher fremd. Mit seinen Politkollegen in Bonn sprach er so gut wie nie über den gemeinsam erlebten Schrecken. Nicht mit Helmut Schmidt, nicht mit Walter Scheel, selbst nicht mit Otto Graf Lambsdorff, der ein Bein im Krieg verloren hatte.

Nur mit einem – so ganz anderen Mann – hätte Genscher gerne einmal über das Gestern geredet: Es war im November 1944. Beide waren zu dieser Zeit in Frauenstein stationiert im Erzgebirge, auf einer Stube im Arbeitsdienstlager. Der Kamerad hieß Jarowinsky. Er hatte auf der Stube den Spitznamen »Stalin«, weil er die Haare so trug wie der Diktator. Als Genscher sich einmal abschätzig über den NS-Blutrichter Freisler äußerte, sagte »Stalin« zu ihm: »Was du über Freisler gesagt hast, hat mir gut gefallen.« Genscher antwortete: »Ach, bist du auch dagegen?« Jarowinsky sagte: »Ich bin Kommunist.« Genscher war verblüfft: »Denkst du, dass das besser ist als das, was wir jetzt haben?« Jarowinsky meinte: »Das ist die Zukunft.«

In den wenigen Wochen, in denen die beiden noch im Lager zusammen waren, saßen sie immer wieder zusammen und waren sich einig: Der Krieg ist verloren. Alles muss anders werden. Uneinig blieben sie in der Frage, wie es denn anders werden sollte. Werner Jarowinsky sagte dann, dass er ein Deutschland nach sowjetischem Vorbild wolle, wenn es so weit wäre. Genscher hielt dagegen: »Ich würde gerne in einem Deutschland leben, das so ist wie das Land der Amerikaner oder Engländer.«

Jahrzehnte später liest Genscher in einer Zeitung von seinem alten Kameraden. Der hatte Karriere gemacht wie er. Nur nicht im Westen, sondern in der DDR, im Politbüro, hinter dem Wirtschaftsfunktionär Günter Mittag.

Auch Jarowinsky hätte wohl seinen alten Kameraden Genscher gerne wiedergesehen, er ließ ihn grüßen. Doch er starb 1990, kurz nachdem ein Treffen möglich gewesen wäre.

Jetzt freut sich Genscher zum ersten Mal an diesem Vormittag. Er lächelt seiner Erinnerung hinterher, schweigt sekundenlang. Er muss nicht sprechen und sagt doch viel. Der Mann, dessen berühmteste Worte im Jubel der Massen vor der Prager Botschaft untergingen, kann sehr beredt schweigen.

Auf meine Frage, was denn in ihm vorgegangen sei, als er im Mai 1945 seine Mutter wiedersah, antwortet er erst nach langem Zögern: »Das war unbeschreiblich«, blockt er ab und will weiterschweigen. In seiner Bibliothek ist es für Momente wieder sehr still. Er sieht in die Ferne. Dann schaut er einen an, und in seinem Blick liegt auf einmal ein wehes Glücksgefühl.

Er sagt, er habe nur eines gespürt in diesem Augenblick: »Sie lebt ...! Und auch ich, ihr Junge, lebe ...! Das war alles!«

Dann habe er Gott gedankt. Nicht nur damals. Sondern bis heute. »Er war immer gnädig zu mir. Ich habe nie mit ihm gehadert. Ich war ihm immer dankbar für mein Leben. Und ich glaube auch an ein Weiterleben. Doch, irgendwie schon.« Wieder steht diese große Stille im Raum.

Einen resilienten Menschen, so bestätigen die Wissenschaftler, zeichnet demütige Dankbarkeit aus. Er wehklagt nicht, er bedankt sich. Und das nicht kleinlich, sondern auch bis nach ganz oben.

Genscher blickt hinaus in die Weite hinter dem Fenster. Nein, sagt er, das Jenseits male er sich nicht aus: »Das versuche ich erst gar nicht, denn ich kann es nicht ergründen.« Er macht stattdessen das, was zu machen ist. Alles andere, was er nicht beeinflussen kann, unterlässt er.

Helmut Schmidt hat dann und wann einmal erzählt, dass er selbst zwar nicht bete. Es gebe aber zwei Gebete, die ihm zu Herzen gegangen seien: »Das eine ist das Vaterunser, von Kindheit an, und das andere ist ein Gebet, das der amerikanische Theologe Reinhold Niebuhr formuliert hat, das Gelassenheitsgebet: ›Gott, gib mir die Gelassenheit, Dinge hinzunehmen, die ich nicht ändern kann. Den Mut, Dinge zu ändern, die ich ändern kann. Und die Weisheit, das eine vom anderen zu unterscheiden.‹ Das würde ich aus vollem Herzen mitbeten.«

Genschers Haustelefon, das neben ihm auf einem kleinen Tisch steht, klingelt jetzt. Aus dem Erdgeschoss ruft seine Frau Barbara an. Das Mittagessen ist fertig. Ich stehe auf, beuge mich zu ihm in seinem Sessel herunter, reiche ihm meine Hand und danke ihm für alles, was er in seinem Leben getan hat.

»Ich brauche aber noch ein bisschen«, sagt Genscher da. Denn er spricht ja gerade über den Tod. Und zwar nicht mehr über das viele Beinahe-Sterben in seinem Leben, so wie eben noch. Sondern über den Tod, dem er eines Tages nicht wird entkommen können. »Mein Verhältnis zu ihm wird bestimmt durch die immer größere Nähe zu ihm«, sagt er, »ich befasse mich einfach immer mehr mit ihm. Aber ich wehre mich immerfort gegen diesen Gedanken, mir vorzustellen: Das war's jetzt.«

Denn es gibt da etwas, das ihn am Leben hält. Der Gedanke an seinen früh verstorbenen Vater. Und die Erinnerung an das Versprechen, das er seiner Mutter gab, als er in den Krieg zog:

»Es ist möglich, dass du lange nichts von mir hörst ... Du darfst dann aber nicht denken, ich sei tot.«

An diese Worte denke auch ich bis heute, als ich diese letzten Zeilen im Jahr 2022 schreibe. In Zeiten der neuen Kriege, mitten in Europa, in denen wir einen wie ihn so sehr vermissen. Einen, der gegen alle Widerstände und Aussichten verhandelte und so viel für den Frieden tat.

Manchmal denke ich auch an den Satz, den er seiner Mutter schrieb. Und verändere ihn in Gedanken nur ein bisschen: Wir haben lange schon nichts mehr von Ihnen gehört, lieber Herr Genscher. Aber wir dürfen nicht denken, Sie seien tot.

Die Überlebenskünstler

Wie Mario Adorf, Udo Lindenberg, Konstantin Wecker und Jan Fedder aus dem Nichts wieder aufstiegen

Der Tag, der alles ändert, ist für Mario Adorf einer im Jahr 1953.

Er ist einer der prominenten Ausnahme-Menschen, die für die Botschaft dieses Buchs stehen. Von vieren von ihnen will ich in diesem Kapitel kurz erzählen. Sie alle erlebten Krisen oder sogar den ganz großen Absturz. Und standen dann wieder auf. Deswegen sind sie nicht nur große Künstler, sondern echte Überlebenskünstler. Sie bilden ein kleines Extrakapitel zu den 14 ausführlichen Porträts dieses Buchs.

Zu Mario Adorf flog ich nach Nizza. Dann nahm ich einen Mietwagen.

2018 durfte ich einen der letzten Weltstars aus Deutschland ein Jahr lang begleiten, um seine Lebensbilanz namens »Zugabe!« zu schreiben. Mario Adorf lud mich ein, eine Woche bei ihm in seinem Sommerhaus in St. Tropez zu wohnen. Dort erzählte er mir, was bisher geschah ... In fast 90 Jahren.

Was beim Zurückblicken an diesem Ort auf seiner Terrasse so herrlich hilfreich war: Immer schaute er dabei den grünen Hügel mit den Zypressen hinunter auf die Côte d'Azur. Hinein in sein bevorzugtes Blau.

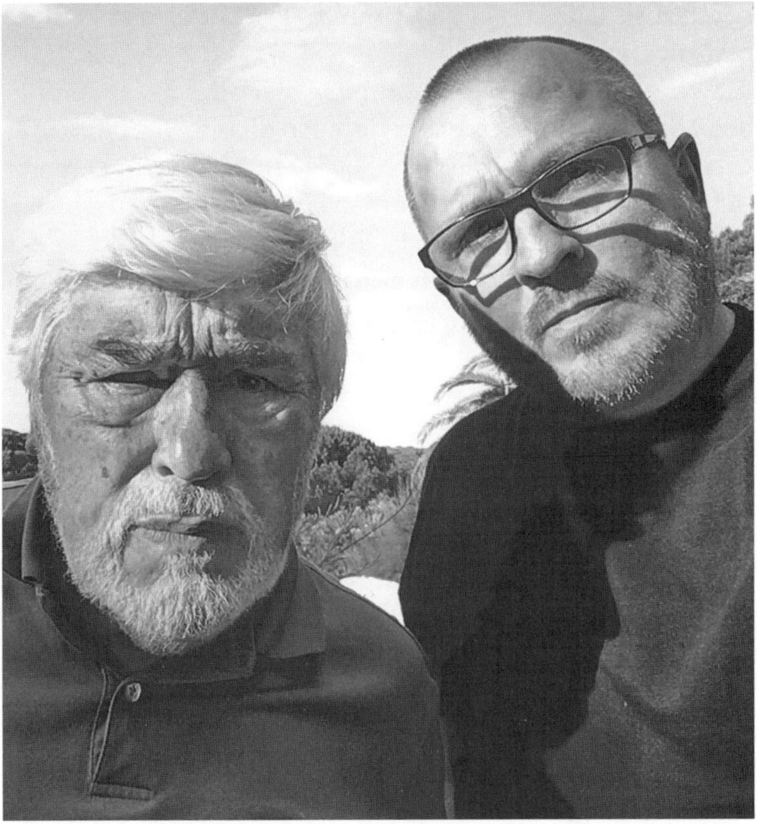

»Azzurro« ist eine der Lieblingsmelodien, die er gern vor sich hinsummt. Auch gegen die Wehmut, die manchmal aufzieht in seinem Gemüt, sogar hier in seinem Paradies. Dann erzählte er von seinem Überleben als junger Soldat in Hitler-Deutschland. Von seinen ersten Auftritten im Dunkel des Bunkers. Aber auch von den vielen Filmrollen, den ganzen Ausgekochten und Abgebrühten, die er gespielt hat. Jetzt bloß nicht sentimental werden!

Doch dann erhob er seine Hand, streckte sie hoch zum fast ebenso meeresblauen Himmel und ballte dann eine

Faust: »Das Glück lässt sich greifen im Leben, man kann es packen!«, sagte er.

Sein größter Glückstag, sein Tag, der alles in seinem Leben änderte, war der 9. März 1953. An diesem Tag bewarb er sich an der Otto Falckenberg Schule in München, dem Tor für die ganz großen Schauspielerträume in Deutschland. Und wurde genommen. Sein Traum erfüllte sich, und die Tage des Hungers und Haderns im kaputten Nachkriegsdeutschland waren vorbei. Jene Zeiten, in denen er, der arm und unehelich geborene Junge aus der Eifel, von seiner Mutter, einer Näherin, nur deswegen durchgebracht wurde, weil diese Tag und Nacht an der Nähmaschine saß.

Manchmal spaziert er noch heute an dieser Adresse in der Maximilianstraße vorbei. Zuletzt bummelten wir gemeinsam durch München, als ich ihn in seiner Wohnung am Siegestor abholte. Wir gingen zu seinem Stamm-Italiener. Bei Pizza funghi erzählte er, wie er sich ausmalt, dass er Menschen, Orte, Dinge final genießt. »Dieser Gedanke ›Das letzte Mal‹ gibt dem Augenblick etwas Besonderes«, sagte Adorf. Und dass dieser Gedanke für ihn nichts Trauriges habe, »sondern mich sogar befähigt, diese Augenblicke bewusst zu empfinden«. Vielleicht, weil er dafür als Schauspieler ein besonderes Gespür hat. Sein Leben lang hat er solche Momente ja legendär erspielt.

Auf dem Nachhauseweg pfiffen wir eines seiner Lieblingslieder. »Goodbye Johnny«.

Udo Lindenberg ersehnte den Tag, der alles ändern sollte, fast zwei Jahrzehnte lang. So lange sollte es dauern, bis »Phönix aus der Flasche« endlich wiederauferstand. An einem Tag im Jahr 2008 ereignete sich das Comeback dieses Überlebenskünstlers.

Wegen ihm und seinen Liedtexten wollte ich schon als

kleiner Junge Reporter werden. Denn seine Lieder waren gesungene Expeditionen, waren Drei-Minuten-Reportagen in Melodien. Und Udo war einer meiner besten Deutschlehrer. Denn er hat so vielen von uns gezeigt, wie wir spielen können mit der lang so versteiften und von den Nazis verhunzten Muttersprache. Wie wir mit ihr jonglieren lernen.

Das habe ich ihm beizeiten gesagt und auch dann geschrieben in ein paar Zeitungen und mich dafür bei ihm bedankt. Das war in Udos dunklen Tagen. Er hat das nicht vergessen, bis heute nicht. Weil meine gedruckten Liebeserklärungen zu einem Zeitpunkt in seinem Leben kamen, als das Leben viel zu früh begann, aus ihm zu weichen. Als ihm sogar seine Plattenfirma gekündigt hatte, weil die Herren der Firma dachten, dass es nun vorbei sei mit ihm.

Er saß da an der Bar des Hotels »Atlantic« wie seine eigene Wachsfigur aus dem nahen »Panoptikum« an der Reeperbahn. Ein bisschen glich der echte Lindenberg seinen schlechten Kopien. Udo, der Große, war ganz unten angekommen. Gerade deswegen ist er heute ganz oben. Weil er beide Pole ausgelotet und dann geflutet hat mit Leben. Als Entdecker seiner selbst, der jeder Sehnsucht seiner Seele gefolgt ist.

An einem seiner Finger trägt er einen Ring mit einer Nachtigall. Weil er durch die Nacht gegangen ist in seinem Leben. Aber eben auch, weil er erst richtig zu leben anfängt, wenn der Tag sich neigt. Er steht um drei Uhr nachmittags auf. In der Dunkelheit kennt er sich mittlerweile so gut aus, dass ihm die Welt dort besser gefällt als am Tag. Auch das ist eine Form von Resilienz. Sich anzufreunden mit dem Dunkel und seinem Funkeln und Leuchten, es vielleicht sogar lieben zu lernen.

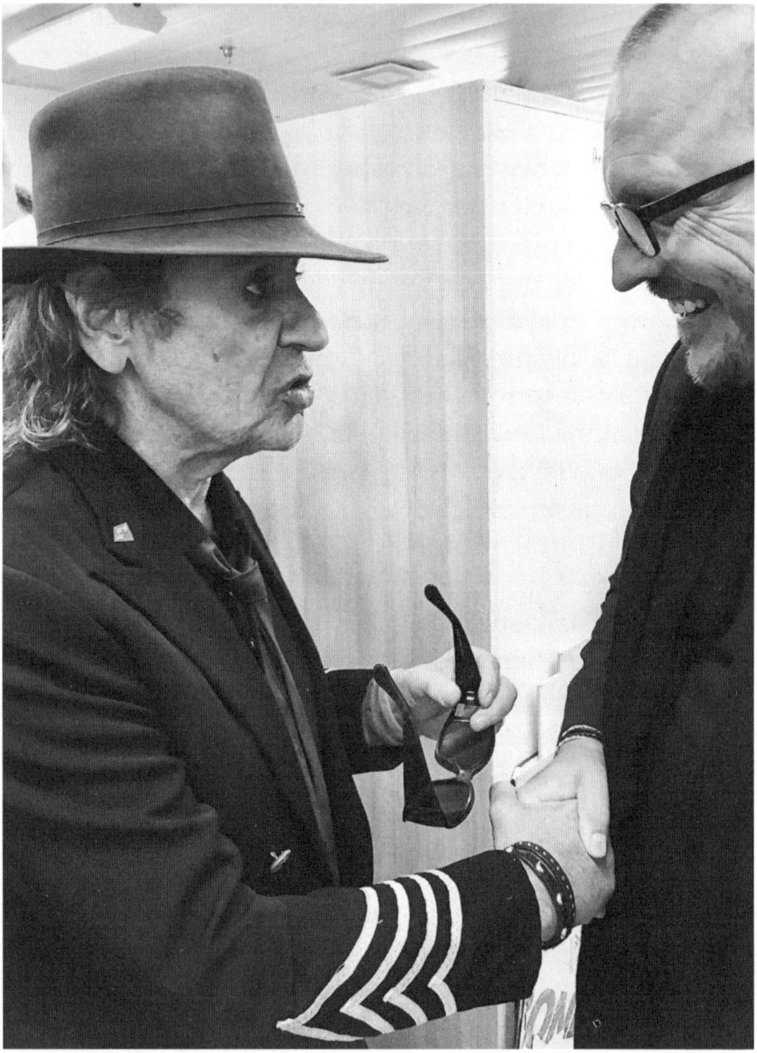

Udos Lieblingspflanze ist bis heute die Lotusblume. Sie gedeiht und wurzelt in Sümpfen. Ihr Bewunderer merkwürdigerweise auch und unterschreibt deswegen schon mal, wenn er versucht, inkognito zu sein, mit »Gerhard Lotus«.

Heute ist der Mann der Survivor der deutschen Rockstars. Und die Mumie von damals hat sich ganz aus sich selbst heraus wiederbelebt. Udo braucht seit dieser Autoreanimation die breite Krempe über der Brille und ihre großen schwarzen Gläser mehr denn je. Weil unterm Hut und hinter dem Gestell seitdem alles immer auf Hochtouren arbeitet. Weil er nicht mehr alles runterschluckt wie früher, aber immer noch alles einatmet und wahrnimmt. Eigentlich viel zu viel. Da hilft ihm die Gesichtstarnung.

Vor ein paar Jahren lud er mich ein auf seinen »Rockliner«, eine Fanreise mit 2500 Lindianern. Er wollte, dass ich auf diesem Ozeandampfer aus meinem Buch »Jahrhundertzeugen« über die letzten Helden gegen Hitler lese. Und so stieg ich in den Zug nach Kiel, wo das Schiff am Hafen wartete.

An Bord des »Rockliners« lag er dann in der »Kapitänssuite« und schaute auf das Meer kurz vor Göteborg. Lümmelte auf einem Ledersofa, und sein Blick schweifte durch Panoramascheiben bis zum Horizont. Und was da schwankte und schwappte, das war schon lange nicht mehr in seinem Blut, das waren bloß die Wellen unterm Bug.

Vor dem großen Fenster ging er auf und ab. Ein bisschen wie der Panther in Rilkes Gedicht, das er so mag:

Der weiche Gang geschmeidig starker Schritte,
der sich im allerkleinsten Kreise dreht,
ist wie ein Tanz von Kraft um eine Mitte ...

Eine Kraft um eine Mitte – danach suchen die Sinnsucher und Menschen mit Sehnsucht nach innerer Aufrichtung. Und nach Freiheit, wie der Panther. Manche vergeblich – hinter ihren Alltags-Gitterstäben. Deswegen hält sich Udo so gern auf Schiffen auf oder in seiner Hotelsuite.

Er ist das personifizierte Gegenteil eines Bausparvertrags. Stattdessen das, was so viele sein wollen: ein freier Mensch.

Seine Lieder ermutigen uns, endlich bei dem Menschen anzukommen, bei dem wir so gern sein würden, es uns aber viel zu oft versagen: bei uns selbst.

Unser Udo, der Fluchthelfer in unsere Freiheit.

Der Wegweiser, der selbst so lange auf der Suche war.

Seine Schritte federn passenderweise, »immer auffen Sprung, nech?« So flauschig-fein ist der Teppich in der »Kapitänssuite«, dass jeder seiner Schritte lautlos versinkt – und Spuren hinterlässt wie in Neuschnee. Draußen ist nur das Blau der See und des Himmels. Eine Grenze zwischen den beiden Blaus ist kaum zu ziehen. Es ist einer jener Tage, an denen alles ineinander übergeht. Udo-Tage. Der Mann, der zerflossen war, ist wieder ein großes Ganzes. Deswegen gehört er in dieses Buch.

Oft sang er in seinem Leben von diesem Vogel namens Phönix, der, verbrannt, sich aus der eigenen Asche aufrafft und wieder losfliegt. Zuletzt auf seinem Album »Stärker als die Zeit« im Song »Muss da durch«. Ein Resilienz-Lied par excellence, das er auch an Bord mit dabeihat:

*Muss da durch, ganz egal wohin die Stürme mich
auch wehen
Ganz egal, muss ich auch durch die Hölle gehen,
Ich werde diesen harten Tritt schon überstehen
Du wirst sehen, wird schon gehen*

*Muss da durch, schickt das Leben dich mal auf
die Bretter drauf
Ey so 'n Fighter, der steht immer wieder auf
Und dann wirst du deine Sonne wiedersehen
Und wie ein Phönix auferstehen*

Muss da durch, geh da durch, ich muss da durch
Manche Wunden heilen, heilen wieder zu
Doch die Narben bleiben, trag sie stolz wie ein Tattoo
Der schwarze Abgrund, nur noch einen Schritt entfernt
Und du springst, damit du fliegen lernst

Udo muss es ja wissen, dieser Wiedergekehrte, der das ganz große Gefühl vorsichtshalber vernuschelt und das Pathos vom Feuervogel im Gespräch hinter lindianischem Wortwitz versteckt. Der es aber in Wirklichkeit nur mit einem unbedingten Willen und Flügeln in Windmühlengröße aus der Asche geschafft hat. Doch anders als Don Quichote war Don Udolito siegreich auf seinem Feldzug.

Auf eben diesen Flügeln nimmt er uns heute mit, glücksschwebend durch sein Leben und seine Konzerte. Deswegen lässt er sich auch in den Arenen mit den ersten Takten an Drahtseilen übers Publikum einfliegen. Als wolle er sagen: »Seht her! Ich kann wieder fliegen! Und ihr auch. Probiert es mal!«

Vergessen sollten wir nicht, dass Udos Flügel in seinen Absturzzeiten jenen des sagenhaften Ikarus glichen. Die aus Wachs und Federn waren und ihren Besitzer nicht länger halten konnten, als er zu nah an die Sonne herangeflogen war. Das Wachs schmolz, und Udo stürzte damals. Heute sind ihm neue Flügel gewachsen. Hitzebeständige und weite und starke.

Das mit den Flügeln mögen manche natürlich für bescheuert halten. Solange er uns im Publikum aber ebensolche Flügel wachsen lässt, wenn wir ihn erleben, glauben wir an den Quatsch. Noch so ein Ding, das aus der Leichtigkeit Kraft erwachsen lässt: der wieder Kind gewordene Glaube an das Fantastische und Unmögliche.

Hinter der Bühne, in seiner Garderobe, ist das Kind im Manne Udo dann am liebsten von Schwaden umgeben. Er pflegt sich selbst in Wolken zu hüllen, weil ihm der Qualm seiner E-Zigarre so gut schmeckt. Aber mehr noch, weil der alte Junge meist immer noch in und über den Wolken unterwegs ist in seinem Kopf. Deswegen schmaucht und dampft er ständig, wie eine Lok im Leerlauf.

Und wenn er fortgeht, bleibt eine Wolke von ihm in der Luft hängen. Einen Augenblick lang zumindest.

Udo lässt in seinen Liedern und in seinem Auftreten Wolken erscheinen, aufsteigen und verwehen, weil er andeuten möchte, dass alles Glück kostbar und nur ein Hauch ist. Ganz so wie im Gedicht seines anderen Lieblingsdichters Hermann Hesse »In Sand geschrieben«:

Daß das Schöne und Berückende
Nur ein Hauch und Schauer sei,
Daß das Köstliche, Entzückende,
Holde ohne Dauer sei:
Wolke, Blume, Seifenblase,
Feuerwerk und Kinderlachen,
Frauenblick im Spiegelglase
Und viel andre wunderbare Sachen,
Daß sie, kaum entdeckt, vergehen,
Nur von Augenblickes Dauer,
Nur ein Duft und Windeswehen,
Ach, wir wissen es mit Trauer.

Als man Udo früher traf, vor vielen Jahren, beschlich einen trotz aller Freude eine solche Trauer. Die weitaus schwerer wog als jene von Hesse um die Wolken und Seifenblasen. Udo lebte damals in der Wucht eines täglichen Nahtoderlebnisses. Das ganze Genuschel und Gehabe mit der »Panik«, es war verdammt ernst geworden. Denn das Sterben hatte er, nüchtern betrachtet, häufig erlebt. Mit einem Alkoholwert in den Adern, den er nicht in Promille, sondern »nach der Mengenlehre« berechnete. Wie oft haben sie ihn entgiftet? Wie schwer waren seine Herzattacken?

Wer schon einmal hineingelinst hat in die Gegenwelt, geht künftig anders durch die wahre schöne – wacher, bewusster, gegenwärtiger. So wie Udo heute.

Udo ist für mich und so viele andere der große Inspirator und verströmt und verkörpert etwas, das uns durchs Dasein trägt: Er ist der Resilienz-Rocker unserer Leben. Bis heute singt und lebt er, was dieses Wort bedeutet.

Mit ihm sind wir alle »Stark wie Zwei«. Ganz so wie in seinem Lied, das vom Abschied, aber auch von neuem Mut handelt. Und das beschreibt, wie die ganze Kraft eines Menschen, von dem man sich eines Tages verabschieden muss, auf den Trauernden übergeht.

Der Fährmann setzt dich übern Fluss rüber
Ich spür' deine Kraft, geht voll auf mich über

Stark wie zwei
Ich geh' die Straße runter
Stark wie zwei
Egal, wohin ich geh'
Du bist dabei
Ich bin jetzt
Stark wie zwei …

Der Tag, an dem das Album gleichen Namens rauskam, war der Tag, der sein Leben veränderte. Am 28. März 2008 kehrte Udo zurück. Und wird bei uns bleiben.

Auch Konstantin Wecker war mehr als einmal Zaungast im Jenseits. Als habe er sich dort schon einmal umsehen wollen, schmiss er damals alles, was ihn beinahe umgebracht hätte, in sich hinein. Bis Koks und Crack Besitz nahmen von diesem Mannsbild und schon dabei waren, aus ihm, dem Unverwechselbaren, einen anderen zu formen. Scheinbar nichts konnte das aufhalten. Nur die Mauern und Gitter von München-Stadelheim.

Und so erlebte Wecker den Tag, der sein Leben veränderte, ausgerechnet im Gefängnis.

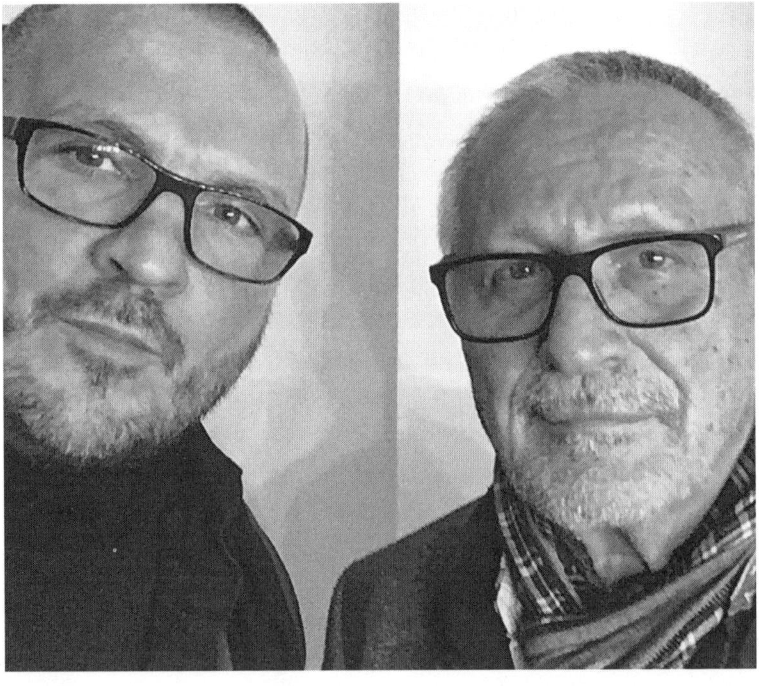

Dass sie ihn am 29. November 1995 einsperrten, als er im tiefsten Drogensumpf schon beinahe ertrunken war, hat ihn in einem der letzten Momente gerettet. Ausgerechnet ihn, diesen Freiheitsfanatiker. Nirgendwo sonst, so sagt er mir, habe er zum ersten Mal im Leben eine solch tiefe, innere Freiheit tatsächlich gefühlt wie in den Tagen im Gefängnis Stadelheim. Und so markiert diese Zeit im November das wunderbare Leben danach des Konstantin Wecker.

In diesem Leben gelang es dem Mann, der immer ein wenig so kantig und kernig aussah, als würde er nicht nur auf Klavieren spielen, sondern sie auch höchstselbst auf die Bühne wuchten, verletzlich zu bleiben. Damit war er uns schon ein Vorbild, als noch kaum jemand von diesem »neuen Typus Mann« sprach.

Vielleicht, so denke ich heute, trug er seine Hemden auch deswegen bis zum vierten Knopf aufgeknöpft (und er war einer der wenigen, die sich das leisten konnten). Womöglich tat er es nicht nur, weil er seinem Publikum die schöne Aussicht zeigen wollte. Sondern auch, weil das bei diesem Anblick bitte auch gleich die schutzloseste Stelle dort erkunden sollte. Jene, an der unter der breiten Möbelpacker-Brust sein Herz schlägt. Er ist es, der es, statt es zu verstecken, bühnenreif ausstellt, bis heute, auch in seiner Verwundbarkeit. Selbst, wenn er die Hemden heute nur noch bis zum dritten Knopf offen trägt.

1982 schrieb er das Lied »Ich möchte weiterhin verwundbar sein«. Und es klingt bis heute wie eine Hymne für all jene, die es mit viel Kraft, Liebe und Segen schafften, niemals zu verhärten in ihren Leben:

Es gibt kein Leben ohne Tod,
Ich bring mich wieder ein.
Ich möchte wieder widerstehn
Und weiterhin verwundbar sein.

Drum nehmt es mir nicht allzu krumm,
Ich bin halt öfters eher dumm,

Weil mancher Mensch zu seinem Leid
Speziell im Sumpf ganz gut gedeiht.

Zwar gilt heut nicht als rechter Mann,
Wer seine Schwächen zeigen kann,
Doch Mann und Recht, ich glaube fast,
Dass das nicht gut zusammenpasst.

Und drum probier ich's weiterhin
Mit der Moral nach meinem Sinn,
Denn wie uns die Geschichte lehrt,
War die des Rechtes oft verkehrt.

Und ist's auch nicht ganz angenehm,
Und stünd ich ganz allein –
Ich möchte wieder widerstehn
Und weiterhin verwundbar sein.

Ich laufe nun zu Fuß zu diesem Mann, der mit den Jahren auch optisch fast so zart geworden ist, wie es seine Lieder immer waren. Der sich erst jetzt im Leben auch äußerlich anmerken lässt, wie durchlässig er ist. Eine knappe Stunde bin ich unterwegs, quer durch den Englischen Garten von München-Haidhausen nach Schwabing. Wegen ihm und wegen Sophie Scholl wollte ich schon als Halbstarker unbedingt einmal im Leben meine Heimat verlassen und in München leben. Das tue ich bis heute.

Ich hatte Wecker schon vor 25 Jahren, als ich ihn das erste Mal zu Hause besuchen und interviewen durfte, ein paar Kopien seltener Fotos der Geschwister Scholl geschenkt. Weil Konstantin diese beiden so vielen in seinem Lied von der Weißen Rose noch einmal nähergebracht hatte. Und weil ich glaube, dass Wecker einige Gedanken der Geschwister mit seinem Werk weiterträgt. Ich spüre das, wenn ich sein Lied von der »Weißen Rose« während meiner szenischen Lesung »Hommage an Sophie Scholl« vorspiele.

Die Bilder stehen bis heute an dem Platz in seinem Haus, an dem er sich gerne aus der Zeit träumt. Er kniet dort vor einem von christlichen, aber auch buddhistischen Symbolen verzierten Altar und meditiert. Am Rahmen eines Spiegels klemmt auch die Kopie der Rückseite der Anklageschrift von Sophie Scholl, die ich ihm mitbrachte. Jenes Papier, mit dem sie zum Tode verurteilt werden sollte. Darauf hat sie, ausgerechnet ebenfalls im Gefängnis München-Stadelheim, ihr letztes Wort geschrieben. Sophies Vermächtnis lautet: »Freiheit«.

»Freiheit, des hoast, koa Angst ham, vor nix und niemands!«, lässt Wecker seinen Willy im legendären Song sagen. Deswegen war Sophie Scholl frei in in ihrer Unfreiheit im Kerker der Nazis. Im tiefsten Leid und in der Ausweglosigkeit wuchsen ihr die stärksten Kräfte zu – das macht sie zu einer Heldin des Widerstands. Und auch zu einer Heldin der Resilienz, der seelischen Widerstandskraft. Sie konnte in diesem Augenblick gar nicht anders.

Konstantin Wecker hat über dieses Nicht-anders-Können schon im Jahr 1975 ein Lied geschrieben, und es ist so zeitlos, dass er es als Titel für seine Tournee verwendet, mit der er im Herbst 2022 unterwegs ist zu seinem 75. Geburtstag: »Ich singe, weil ich ein Lied hab.«

Als ich dieses Lied mit 17 Jahren zum ersten Mal hörte, legte sich für mich eine große Weiche auf meinem Lebensweg um. Wenn es also ein Lied gab, das an einem Tag mein Leben veränderte, dann war es dieses.

Da sang jemand davon, dass er etwas tut, weil es heraus muss. Nicht weil man es von ihm erwartet oder ihn dafür bezahlt. Nein, weil er es unbedingt will. Und dabei aber ganz frei bleibt. Vielleicht sogar nur auf diesem Weg wirklich frei wird und glücklich. Wegen Weckers Lied bin ich Journalist und später Autor geworden.

Ich singe, weil ich ein Lied hab,
nicht, weil es euch gefällt.
Ich singe, weil ich ein Lied hab,
nicht, weil ihr's bei mir bestellt.
Ich singe, weil ich ein Lied hab,
nicht weil ihr mich dafür entlohnt.
Ich singe, weil ich ein Lied hab,
und keiner, keiner, keiner wird von mir geschont.
Ich singe, weil ich ein Lied hab.

Mir scheint dieser Gedanke und dieses Lied eine Art Hymne auf Selbstbestimmtheit, Selbstfindung und seelische Freiheit. All das können wir erreichen gegen jeden Widerstand und trotz allen Leids. Und so gibt dieses Lied eine Antwort auf eine der großen Fragen dieses Buchs und des Lebens: »Wie wird man eigentlich endlich man selbst?«

Wenn ich mich hier auf ein paar Helden von heute berufen habe, die die Schläge des Schicksals annahmen und an ihnen wuchsen, dann denke ich auch an die fiktiven Helden unserer Kindheit: Pippi Langstrumpf etwa. Ein Mädchen, deren Mutter gestorben ist und deren Vater irgendwo durch die Südsee segelt – und die trotzdem stark wie keine andere ist. Wenn diese Figur kein Vorbild in puncto Resilienz ist!

Und dann der Überlebens-Star unserer Kindheit namens Winnetou: Da rettet ein vom weißen Mann verfolgter Apache nicht nur Old Shatterhand, sondern auch unseren kindlichen Glauben an das Gute. Ein Krieger, der mit den Menschen fühlt, die in sein Land eindringen, und sogar auf sie zugeht, obwohl sie ihm nach dem Leben trachten. Was für ein Vorbild an Verantwortungsübernahme, Lösungsorientierung – und Empathie. Denn trotz allem blieb Winnetou, wenn auch durchaus melancholisch, ein Mitfühlender und ein Menschenfreund.

Ein echtes Indianerherz kennt nämlich sehr wohl den Schmerz! Grad das macht ihn stark.

Aber auch noch viel ältere Fantasiegestalten haben uns als Kinder ermuntert und ermutigt, schwindelfrei zu bleiben am Abgrund: Wenn Rotkäppchen im Bauch des Wolfs überlebt und wenn die Bremer Stadtmusikanten dem Metzger entkommen (»Etwas Besseres als den Tod finden wir überall!«) und alles so legendär durchstehen, dann wir doch bitte auch. War das nicht der tiefere Sinn, warum man uns Märchen erzählte? Wie fieberten wir mit den Gestalten mit und wie stark versetzten wir uns in ihre tiefdunklen und dann leuchtend hellen Welten. Was haben wir mitgelitten und uns mitgefreut, als die Superheldin unter den märchenhaften Resilienz-Figuren obsiegte: Aschenputtel! Die bekam nach allem, was sie durchgemacht hatte, sogar den Prinzen …

Und wo wir gerade bei Legenden sind, die aus der Asche stiegen, fällt mir natürlich noch der letzte Volksschauspieler ein, Jan Fedder.

Dieser Rüpel mit dem hafengroßen Herzen, der so lange durchhielt trotz seiner Krankheiten und stark geblieben ist. Schon in »Das Boot« überlebte er in seiner Rolle als Maat Pilgrim gegen jede Wahrscheinlichkeit, als er mit seiner Mannschaft vor Gibraltar auf Grund ging. Da war er doch eigentlich schon tot.

Ich durfte ihn in seinem letzten Lebensjahr begleiten und sein Vermächtnis aufschreiben: »Unsterblich« heißt das Buch.

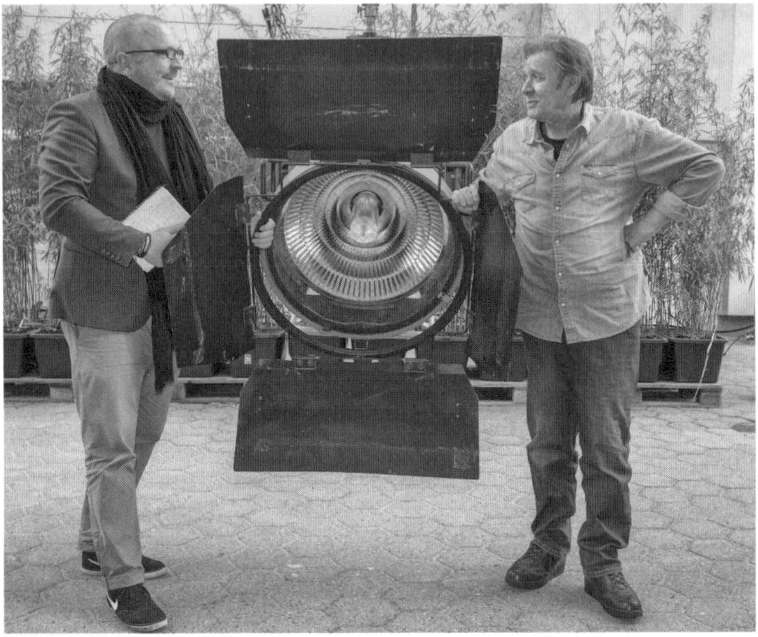

Wenn ich heute, mit ein bisschen Abstand, an ihn denke, dann glaube ich, dass das Unsterbliche an Jan vor allem seine Unverwechselbarkeit war. Er hatte sie zwar fast schon angeboren als Junge, der auf St. Pauli aufwuchs. Aber er hat auch sein Leben lang an ihr gearbeitet. Als Künstler und als ein Mann, der sich nie verbiegen ließ.

Sein wunderbares Leben danach – für Jan Fedder brach es los an einem Herbsttag im Jahr 1974.

Dieser eine Tag, an dem er beschloss, frei zu sein, war der Tag, als er endlich seine verhasste Lehre zum Speditionskaufmann abgeschlossen hatte. Nur für seinen Vater hatte er sich da durchgequält. Nun aber wollte er nur noch er selbst sein. Er riss sich seine Armbanduhr vom Handgelenk und schmetterte sie auf den Asphalt. Nie mehr im Leben hat er je eine getragen. Ab sofort war er ein Zeitloser.

Und ja, er hatte zwar »nur« 64 Jahre an Leben. Aber in denen hat er mehr gelebt als mancher, der alt und weise wird. Und er verriet mir, dass er sich erst ganz zum Schluss zum ersten Mal im Leben ein Hobby zugelegt hatte. »Neuerdings schlafe ich so gern«, sagte er, der damals im Rollstuhl saß, »denn dann träume ich so schön. Und in diesen Träumen kann ich wieder laufen. Ja, sogar schweben und fliegen. Ich spiele in ihnen noch ein paar wunderbare Rollen und erlebe die dollsten Dinger.«

In seinen Träumen spielte er immer noch die Hauptrolle.

Das Einlass-Bändchen zu seiner Trauerfeier in der Kiezkneipe »Zwick« habe ich bis heute nicht abgelegt: »Bis dann Jan« steht da drauf. Und die 25 Stunden an Gesprächen auf Band mit ihm werde ich nicht löschen, genauso wenig wie die 19 Voicemails auf meiner Mobilbox. Die schönste davon geht so: »Ich habe mein Leben gelebt, so wie ich es wollte! Unverfälscht. Das ist mir wichtig gewesen. Denn was bleibt von einem Menschen? Seine Knochen. Und seine Geschichten ...«

Ich seh' ihn noch vor mir, als ich ihn das letzte Mal besuchte. Es war auf seinem Bauernhof bei Itzehoe. Wir saßen in der Küche, schauten in seinen Garten mit den alten Autowracks, die er dort liebevoll zuranken ließ. »Schlafende Schönheiten« nannte er sie. Lauter Platzhalter für seine Träume. Bis zuletzt kaufte er auch immer noch nostalgische Motorräder. Er ahnte, dass er sie nie mehr würde fahren können. Aber er erfüllte sich seine Träume von ihnen. In seinen Gedanken war er immer unterwegs.

Auch war er das, was viele sein wollen und was so wenige wirklich sind: ein freier Mensch. Einer, der sich nicht anpasste. Ein Original. Ein Resilienter.

Dann zeigte ich ihm alle Fotos, die ich von ihm in diesem Jahr gemacht hatte, per Videostream auf dem Laptop. Unterlegt hatte ich die Bilder mit einem Stück aus dem Soundtrack von »Der mit dem Wolf tanzt«. Jene Melodie, mit der Kevin Costner alias John Dunbar seinen Stamm und seine Freunde verlässt und davonreitet.

Jan fragte mich, was das denn für ein Lied sei, und ich sagte ihm: »Ich weiß nicht, ob du was mit dieser Musik anfangen kannst, du magst ja eher die rauen Songs. Aber ich hab das hier immer beim Schreiben unseres Buchs gehört. Das ist also jetzt das Lied, das ich mit dir immer verbinden werde.« Da antwortete er: »Gut. Dann ist das jetzt auch mein Lied.«

Zum Schluss sagte er mir, ich stand schon im Türrahmen, dass er alles so genau noch einmal tun würde. Ohne etwas zu ändern. Dann ging ich hinaus. Mit einer dieser Fedder-Umarmungen, die länger und fester waren als alle anderen.

Ich drehte mich noch mal um zu ihm, nicht nur einmal, sondern wieder und wieder. Weil ich nicht von ihm weggehen wollte. Ich winkte und winkte. Er winkte zurück. Dann, bevor ich ins Auto stieg, legte ich die Hand an die Schläfe zum Soldatengruß. So wie es Jan in seiner Rolle als Pilgrim in »Das Boot« getan hatte.

Jan war nicht mehr der Held von damals. Aber nun grüßte er zurück. Schneidig und mit diesem oberlässigen St.-Pauli-Lächeln.

Bis heute seh' ich ihn so vor mir.

Und wo wir gerade gedanklich auf St. Pauli sind, denk' ich in diesem Kapitel natürlich auch an das eine Lied, das mich zu diesem Buch als erstes inspiriert hat. »Und über uns der Himmel«. Uralt ist es und Hans Albers, Jan Fedders Vater im Geiste, hat es gesungen in seinem gleichnamigen Film aus dem Jahr 1947.

Als ich dieses Lied zum ersten Mal hörte, sprach noch niemand von Resilienz, und kaum jemand dachte nach über das Phänomen, dass damals ein ganzes Land damit begann, aus seinen Ruinen wieder ganz zu werden. Und damit auch seine Seele, die dieses Land und Volk verloren hatte, wieder zurückzugewinnen. Ich weiß nur, dass ich Albers' Gesang als kleiner Junge auf dem Grammophon meines Großvaters zum ersten Mal wahrnahm. Und dass für mich damals die Zeit aussetzte. So gerührt war ich von seiner Stimme. Und das geht mir bis heute so, wenn ich »Und über uns der Himmel« höre.

Albers spielt in dem Film einen Kriegsheimkehrer. Eines Tages spaziert der durch das zertrümmerte Berlin, vorbei an Hunderten von Trümmerfrauen. In einem weißen Trenchcoat, erhaben und stolz, aber auch bewegt von dem, was er da sieht. Und dann hört man ihn singen:

Es weht der Wind von Norden
Er weht uns hin und her
Was ist aus uns geworden?
Ein Häufchen Sand am Meer

Der Sturm jagt das Sandkorn weiter
Dem unser Leben gleicht
Er fegt uns von der Leiter
Wir sind wie Staub, so leicht

Was soll nun werden?
Es muss doch weitergehn
Noch bleibt ja Hoffnung für uns genug bestehn
Wir fangen alle von vorne an
Weil dieses Dasein auch schön sein kann

Der Wind weht von allen Seiten
Na lass den Wind doch wehn
Denn über uns der Himmel
Lässt uns nicht untergehn
Lässt uns nicht untergehn

Einmal Sternenhimmel und zurück

Hubert Kah war ganz oben und ganz unten. Eine Achterbahnfahrt

DER EINE TAG, DER ALLES ÄNDERTE, spielte sich vor Millionen Zuschauern ab. Denn am Abend dieses Tages, des 2. September 1982, trat Hubert Kemmler, so sein bürgerlicher Name, mit seinem »Sternenhimmel« in der ZDF-Hitparade auf. Der in ein Nachthemd gewandete Hubert Kah platzte in die betuliche Schlagerwelt des öffentlich-rechtlichen Fernsehens.

Ich fahre mit dem ICE bis nach Mainz zu ihm. Dort treffen wir uns auf dem Lerchenberg, weil er dort Gast im »ZDF Fernsehgarten« ist.

Passend zu seinem Nr. 1-Hit wurde Hubert Kah sprichwörtlich über Nacht berühmt. Er war der Superstar und schräge Stern am Himmel der Neuen Deutschen Welle. Und er weiß nur zu gut, wie es einem Stern ergeht, wenn er wieder verlöschen muss und das auch noch fast so plötzlich und unerwartet, wie er aufgestiegen war. Wie ein Hufeisen, das der Schmied mitten in seiner Glut ins Wasser taucht ... Fast hört man das Zischen.

Nach dem großen Glück im Glanz geriet Hubert Kah in ebenso wortwörtliche dunkle Zeiten. Erst leugnete er sie, dann durchwanderte er sie. Dennoch: Sie holen ihn bis heute ein. Das Unglück, sein ganz eigenes, es kehrt zurück, als ein neues Glück sich gerade wieder regt. Es zwingt ihn dann sogar in die Knie. Es zieht ihn zu Boden. Ausgerechnet jetzt, wenn er gerade stehen und alle umarmen möchte. Wenn er seine Hände hoch zu den Scheinwerfern der Bühne reißen will.

Frühjahr 2014. Es ist Hubert Kahs erster großer Fernsehauftritt als Sänger nach vielen, vielen Jahren. Vor ein paar Wochen erst unterhielten sich Millionen Zuschauer mit seinem Comeback im TV. Kah war der Star im »Promi Big Brother«-Container bei SAT.1. Weil er so unverstellt und so ver-rückt war und seine Gefühle und Ängste so ganz ohne Filter zeigte.

Nun aber ist es sein großer Tag als Künstler. Seine große Rückkehr auf die Bühne nach 30 Jahren in der Vergessenheit.

Der Mann, der einst Frontmann und Superstar der Neuen Deutschen Welle war, ist wieder da. Doch etwas hält ihn noch gefangen. Und das in diesem Augenblick, der für ihn alles ist.

Er sieht ins Rotlicht der Kameras, er will jetzt aufstehen und auf die Bühne rennen. Singen, tanzen, seinen Auftritt im Mainzer »ZDF-Fernsehgarten« genießen. Doch er stockt.

Er hört, wie die Moderatorin ihn ankündigt. Wie schon die ersten Takte des Liedes erklingen, das ihn vor drei Jahrzehnten berühmt gemacht hat: »Sternenhimmel«. Doch Hubert Kah steht wie angewurzelt auf seinem Platz. Die Kamera läuft, die Leute klatschen, johlen, rufen seinen Namen. Dann endlich erhebt sich Kah. Doch immer noch wie in Zeitlupe.

Im Fernsehgarten räuspern sich die ersten Zuschauer, ein paar fangen an zu lachen. Sie deuten auf den Mann, der da nun vor ihnen in einer Art Kniebeuge verharrt und die Augen schließt. Sie denken, er mache Witze.

Kah scheint für Momente wie aus der Welt gefallen.

Dann besinnt er sich. Reißt die Augen auf, streckt seinen Rücken durch, atmet so tief ein, dass sich sein Bauch unter dem Pullunder kugelt. Bis er endlich die Bühne erklimmt. Und singt und tanzt. Als wäre nichts gewesen.

Er brauchte fast eine Minute dafür. Warum, das ahnte kaum einer im Publikum. Er tat es, weil er nicht anders konnte. Kah nimmt damals das Antidepressivum Jatrosom ein. Derart hoch dosiert, dass es ihm ein Leben in Freiheit ermöglicht. Außerhalb einer Psychiatrie. Aber eben dieses Medikament mahnt ihn auch zur Langsamkeit und Achtsamkeit. Sonst wird ihm schwarz vor Augen.

Das Jatrosom schlägt auf seinen Kreislauf, dämpft seinen Blutdruck. Immer wieder. Und besonders, wenn er funktionieren will, kurz vor seinen Auftritten. Einmal hat er vergessen, sich so lang Zeit fürs Aufstehen zu nehmen. Da ist er seitlich einfach weggekippt von der Bühne.

Seine Pillen lassen ihn leben, aber sie lähmen ihn auch. Die Leute im Publikum wissen das nicht und amüsieren sich. So herrlich verpeilt ist dieser Hubert Kah wieder einmal gewesen, so schön gaga. Ganz so wie sie ihn im »Big Brother«-Haus erlebt und gemocht oder zumindest über ihn gelacht hatten.

Ich wollte herausfinden, wer dieser pummelige Mann im Pullunder wirklich ist. Und durfte ihn bei einigen seiner Auftritte im Jahr 2014 begleiten. Hubert Kemmler ist einer der wenigen Prominenten, die sich mit schweren Depressionen in die Öffentlichkeit wagen und zu ihnen stehen. Und das mit irrem Erfolg. Lange vor dem wunderbaren Kurt Krömer.

Er ragte mit seinem Witz, seiner Sprache und seiner Seele aus der Trash-Show heraus. Seitdem reißen sie sich um den Mann. Bald geht es zu Lanz und Maischberger, bald soll er eine eigene Show bekommen. Dass dieser Kemmler noch vor ein paar Monaten stationärer Patient einer Nervenklinik war, weiß kaum jemand.

Weil ihn seine Pillen müde machen, schüttet Kah, wo er geht und steht, Cola light in sich hinein. Kurz vor seinen Auftritten reicht Kahs Manager Michael Menges seinem Künstler, den er stets einfühlsam umsorgt, besonders viel braune Brause. Und Cornetto Nuss-Eis. Es schmilzt ihm im Eifer dieser Tage über die Hand und tropft auf seine Schuhe.

Seit mehr als 25 Jahren ringt Kah mit den schwarzen Schatten. Er erkrankte zu einer Zeit, als die Schwermut und ihr moderner Bruder namens Burn-out noch nicht als Volksleiden galten. Hubert Kah durchwanderte lebensbedrohliche Phasen der Verzagtheit, dazu litt er unter Panikattacken. Manchmal glaubte er, der Sternenhimmel stürze auf ihn ein.

»Nicht therapierbar«, lautete irgendwann das Urteil der Ärzte. Dann versuchten sie Elektrokrampf-Therapien in Vollnarkose. »Das war, als würde in meinem Leben die Reset-Taste gedrückt«, sagt Kah. Schließlich fanden die Mediziner doch noch eine Arznei, die bei ihm endlich anschlug: Jatrosom, hochdosiert.

Kah kennt so einige Psychiatrien von innen. Zuletzt war er im Februar 2014 Patient in der Schweizer »Privatklinik Schlössli« in Oetwil am See. Sein Refugium inmitten von Bergwiesen. Dorthin kann er immer zurückkehren. Ein beruhigender Gedanke für ihn. Er kennt den »Wahnsinn« da drinnen. Und mehr noch den, der draußen tobt.

Auch jenen im TV-Container und in fast jedem scheinbar noch so normalen Alltag. Gefeit gegen ihn ist Kah nicht: »Die Depression begleitet einen das ganze Leben. Es wäre kindisch zu behaupten, ich wäre geheilt. Es wäre auch Quatsch zu sagen, ich hätte den Durchblick«, sagt er zu mir. In seinen Augen flackern Filme.

Was Kah fühlt, steht ihm immer gleich ins Gesicht geschrieben. Dieses Gesicht alterte zwar früh, doch seine Züge blieben kindlich. Alles, was den Mann bewegt, legt sich prompt in seine Mimik. Und so kringelt und karpft sein Mund munter vor sich hin. So schürzt sich seine Unterlippe zur Schippe. So kugeln seine Augäpfel. So schaut er hin und wieder scheinbar böse wie Anthony Hopkins und Jack Nicholson zusammen. So tanzt, murmelt und hüpft er, wenn ihm danach zumute ist.

Das Kind im Manne muss dieser Hubert schon lange befreit haben. Auf Hunderte von Zetteln und Karten, die ihm die Leute nach seinem Auftritt im »ZDF-Fernsehgarten« entgegenstrecken, krakelt er ein »Hubsi« in bauchigen Bögen. Kah besitzt die Handschrift eines Grundschülers.

Am Tag zuvor tritt er bei einem Schlagerfestival namens »Bonn Olé« in der alten Hauptstadt auf. Schon Stunden zuvor, backstage im VIP-Zelt, schreibt er sich selbst kleine Zettel. Drei Lieder stehen darauf, er wird sie gleich singen. Seine größten Hits: »Sternenhimmel«, »Engel 07« und »Wenn der Mond die Sonne berührt«. Auch der Hit seiner Kollegin Sandra stammt von ihm: »Maria Magdalena«.

Immer wieder versinkt er über den Zetteln, als löse er eine schwere Aufgabe. Es ist sein Weg, sich auf seinen Auftritt zu konzentrieren. Wir sitzen am »Künstler-Tisch« des Zeltes, das einer Schützenfesthalle gleicht, im Dunst von Bratwurst, Schweiß und Bier.

Hubert Kah hebt seinen Blick, wenn wieder mal jemand zu ihm will für ein Foto oder Autogramm. Und das wollen, zum ersten Mal nach 30 Jahren, wieder viele. So viele, dass vier Security-Männer mit schwarzen Anzügen und Brillen vor Kahs Tisch postiert sind und nur ein paar Menschen zu ihm lassen.

Kah trägt sein »Big Brother«-Outfit. Weißes Hemd, Schlips,

Pullunder. Ein wenig sieht er darin aus wie ein freundlicher Schalterbeamter. Doch sein Blick, der irrlichtert und immer zu suchen scheint, macht das wieder wett.

Die Ärmel seines eben noch weißen Hemdes tragen Stunden später den Schmutz der vielen Hände, die ihn anfassen wollten. Den rechten Hemdsärmel lässt er geöffnet. Wenn Kah dann seine Arme verschränkt vor seinem Bauch, verschwinden seine Hände wie in einer Zwangsjacke. Eine solche Jacke trug er schon vor 30 Jahren in der »ZDF-Hitparade«, als Alternative zum Nachthemd. Das schockierte damals nicht nur Dieter Thomas Heck. Zu dieser Zeit hatte Kah nur verrückt gespielt. »Doch heute sehe ich das wie eine Vorahnung«, sagt er.

Als sein schneller Erfolg damals ebenso jäh abriss, verschwand er in einer Dunkelheit. »Mir fehlte früher die Demut fürs Leben«, sagt er, »ich neigte zum Hochmut und verlor alle Sympathien.« Dazu seinen Halt. Er brannte. Und verbrannte von innen.

Maß zu halten, sich nicht über andere zu erheben und diese abzuwerten, sich aber auch nicht von anderen eingeschüchtert zu fühlen, das fällt den meisten schwer und ist den meisten noch nicht mal bewusst. Kah wurde das bewusst.

Und er versucht seitdem seelisch gesund umzugehen mit Neid, Erfolg und Misserfolg. Vorbehaltlos und wertneutral. Schon einmal in seinem Leben musste er kapitulieren und hat sich vom Grundsatz her neu aufgebaut. Diese Waage versucht er beständig beizubehalten, er scheint in steter Selbstreflexion zu sein und setzt sich mit den Unwägbarkeiten des menschlichen Daseins auseinander. Auf eine erfrischend schräge, aber eigentlich sehr geradlinige Art. Was im Voyeurismus des modernen TV-Business durchaus unterhaltsam ist.

Genauso wie seine Ehrlichkeit, sein aufrichtiger Umgang mit den eigenen Schwächen, selbst wenn er sich dadurch zur Angriffsfläche für andere macht, die sich – gerade im Fernsehzirkus – stärker hinter ihrer Fassade verstecken.

Wer ehrlich ist mit sich und seinem Leben, gerät schlussendlich weniger unter Druck, weil er eine klare Linie fährt. Und Hubert Kah versucht das. Mit allen Facetten, die ein Mensch so in sich trägt, zeigt er sich uns. Er offenbart das Ernste, das Melancholische und das Schambehaftete, aber auch das Lebendige und Drollige. Intelligent, authentisch und unterhaltsam. Mal steht er stellvertretend für uns neben sich. Mal tritt er im zwischenmenschlichen Miteinander ins Fettnäpfchen, so wie es jedem von uns ergehen kann. Er ist unsere Projektionsfläche und dabei komplett bei sich. Ein bisschen wie ein guter Clown das eben kann, um die Leute lachen zu machen.

Ging er früher durch die Straßen seiner Heimatstadt Reutlingen, schwappte ihm die Häme der Leute entgegen: »Schaut mal, da geht die irre Sau aus der ›Hitparade‹!« Und das sagten sie ausgerechnet zu Hubert Kemmler. Dem Enkel des hiesigen und allseits geschätzten Schnellkochtopf-Fabrikanten.

Comeback-Versuche scheiterten. »Es mussten 30 Jahre vergehen, damit ich wieder etwas geben konnte«, sagt er nun. »Denn die Depression nimmt dir ja alles. Ich musste lernen, mich dieser Ohnmacht zu stellen.« Heute liebt es Kah, wieder geben zu können. »Demut ist das Wichtigste, was ich in den Jahren meiner Krankheit gelernt habe.« Aus dem Egomanen ist heute der »Hubsi« geworden. Hubert Kemmler sagt: »Ich bin nicht verrückt. Aber ich bin auch nicht normal.«

Irren ist menschlich. Und »Hubsi« ist sehr menschlich.

Im Bonner VIP-Zelt sitzt er fast neben seinem »Big Brother«- Mitinsassen, dem RTL-»Bachelor« Paul Janke. Der ist ebenfalls gebucht als Showact und wird als DJ auftreten. Und gut aussehen.

Im Zelt sehen die beiden aneinander vorbei. Paul Janke wusste, dass Kah schwere Dosen von Medikamenten nehmen musste im »Big Brother«-Haus und dass er deswegen oft anders war. Gefragt hat Janke seinen »Freund«, wie er ihn nennt, aber nie, warum das so ist. Auch die anderen Hausbewohner haben das nicht getan. Zwei Wochen lang waren sie zusammengepfercht, aber niemand hat Hubert Kah kennengelernt.

Mehr als 30 Jahre lang suchte Herr Kemmler nach dem Glück, das er verloren hatte. Fast wie einst Herr Rossi aus den Trickfilmen. Kah sagt heute: »Nun fühle ich mich getragen. Das schließt meine Wunden.«

Im TV-Container stolperte er, alberte er, war der Tollpatsch, über den sich alle amüsierten. Dabei konzentrierte sich Kah bloß auf das, was für ihn wirklich zählt. Das Gleichgewicht seiner Seele.

Mit wirr zu Berge stehendem Deckhaar stand er morgens auf und kämmte es erst später wieder über die kahlen Stellen seines Schädels. Dazu seine Gesichtskirmes. Hubert Kah war der Harlekin im Container. Der Narr, der die Wahrheit sagt. Irgendwann spürten seine Mitbewohner, wie beliebt er draußen bei den Zuschauern geworden war. Sie nominierten ihn für den Rauswurf. »Vor allem Frau Effenberg intrigierte gegen mich«, sagt Kah.

Er war ein Unverstellter unter Ich-Inszenierern. Sonderbar frei vom branchenüblichen Zynismus. Er belustigte, aber er berührte auch. Mit seiner Anti-Stromlinienförmigkeit stillte er die Sehnsucht der Zuschauer nach Unverwechselbarkeit.

Der Clown wurde zum zweiten Mal im Leben ein Star. Kah hat sein Leben noch einmal ver-rückt. Und er bleibt ein

Verrückter. Vor allem in den Augen jener, die sich für sehr normal halten.

Er glaubt, dass Jesus ihm dabei geholfen hat, dass »er mich nicht fallen gelassen hat«. Er denkt, dass sein Comeback »ein Wunder« ist, »eine Gnade«.

Selbst in den schwärzesten Momenten seiner Schattenzeiten dachte Kah nie daran, sich umzubringen. Er möchte nun anderen Mut machen, nicht aufzugeben. Auf seinem Album »Hungrig« spricht er einen Epilog. Für die, die keinen Sinn mehr sehen. Aber auch für sich. Er flüstert sich die Zeilen manchmal selber vor. Immer dann, wenn die Erinnerung an sein Unglück zurückkehrt, mitten im Glück: »Komm und bleib auf der Welt, auch wenn's dir hier nicht gefällt.«

Tausende Menschen drängen sich jetzt vor der Bühne in Bonn. Sie schwenken ihre Arme zu Kahs »Sternenhimmel«. Einige stimmen »Hubsi«-Chöre an. Kah läuft die Bühne auf und ab, sinkt auf die Knie. Seine Arme breiten sich aus. Im Scheinwerferkegel erscheint sein Schattenriss.

Er sieht aus wie der eines Seiltänzers, der nach Halt sucht.

Als ich ihn im Frühling 2021 für dieses Kapitel noch einmal interviewen wollte, antwortete Hubert Kah nicht mehr. Kurze Zeit später meldete die Bild-Zeitung, dass er verschollen sei.

Die Geisel

Ines saß mit Silke Bischoff im Auto der Gladbecker Gangster. Sie überlebte, die Freundin nicht

In ihrem Leben danach fürchtet sie sich bis heute. Ines hat Angst, dass er eines Tages wiederkommt. Dass er vor ihrer Tür steht. Dieter Degowski.

In ihrem Leben danach träumt sie schwer. Und hört ihre Freundin Silke Bischoff bis heute schreien.

Der Tag, der ihr Leben veränderte, war der 18. August 1988, der letzte des berüchtigten Geisel-Dramas von Gladbeck. Millionen Zuschauer erlebten diesen Tag live vor den Fernsehern. Vielleicht fühlt Ines sich deswegen bis heute alleingelassen. Denn von allen, die Zeuge waren, was mit ihr geschah, fragte sie später keiner, wie sie klarkommt mit ihrem Leben danach.

Der ICE bringt mich 2013 zu Ines von München nach Bremen.

Ines ist eine Überlebende. Sie saß damals neben ihrem Peiniger Degowski und neben ihrer besten Freundin Silke Bischoff auf den Rücksitzen des Flucht-BMW. Vorher auch in dem Linienbus, den die Gangster gekapert hatten, insgesamt ganze 19 Stunden lang. Bis es zu Ende ging.

Im Sommer 1988 sah ein ganzes Land zu, wie zwei Gangster zwei Menschen töteten und wie sie die Polizei und die Nation am Fernseher zum Narren hielten.

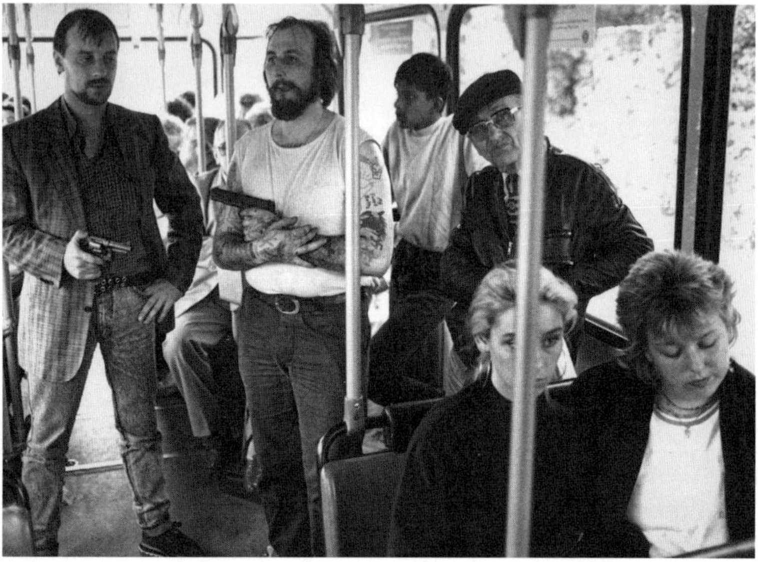

Das Gesicht des Mannes, der Ines als Geisel nahm, kennt fast jeder in Deutschland. Es ist das Gesicht des damals 32-jährigen Dieter Degowski. Fast genauso viele Jahre sollte dieser Mann für seine Taten büßen. Drei Jahrzehnte lang saß er ein. Heute lebt er unter einem anderen Namen irgendwo in Deutschland. Sein Komplize und Anführer Hans-Jürgen Rösner ist bis heute in Haft.

Kaum jemand würde Degowski heute erkennen. Auch ich stutzte, als er mir zufällig entgegenlief vor ein paar Jahren, damals noch im Gefängnis.

Ich wohnte selbst ein paar Jahre lang in Gladbeck, diesem eigentlich ganz gemütlichen Städtchen im Ruhrgebiet. Das aber mit einem Fluch lebt bis heute. Deswegen, auch deswegen, ging mir das Geiseldrama von Gladbeck persönlich ziemlich nahe.

Ines lebt seit diesen Tagen ein einziges Leben danach. Nichts in ihrem Dasein blieb seitdem, wie es früher einmal war. Hans-Jürgen Rösner und Dieter Degowski tragen dafür die Schuld.

Als ich Ines 2013 besuche, sitzt sie auf der Ledercouch ihrer kleinen Bremer Wohnung. Die damals 43-Jährige ringt mit ihren Händen und Worten. Schweigt lange und schaut wieder und wieder aus dem Fenster. Dann sagt sie plötzlich:

»Manchmal höre ich Silke heute noch schreien: ›Spring raus! Spring raus, Ines!‹« Diese Worte rief Silke ihrer besten Freundin zu.

Als Silke schrie, hatten die SEK-Leute den Fluchtwagen auf der A 3 im Siebengebirge schon gerammt. Kugeln peitschten, Rauch von Nebelkerzen verdunkelte die Luft. Hans-Jürgen Rösner feuerte zurück, wie auch Dieter Degowski. Der versuchte gleichzeitig, Silke Bischoff auf der Rückbank festzuhalten.

»Ich wäre nie rausgesprungen, wenn Silke nicht geschrien hätte«, sagt Ines heute. »Ich werde dieses Schreien nie vergessen. Ich verdanke Silke mein Leben. Sie hat mich gerettet.« Denn in ihrem Schrei, so erinnert sie sich, klang zwar etwas Verzweifeltes, aber auch etwas Aufforderndes. Es war, als wolle sie sagen: »Ich schaffe es nicht mehr! Aber du kannst, du musst es schaffen!«

Im Wagen bedrohte Degowski immer noch Silke Bischoff. Deswegen konnte Ines ihre Freundin nicht mit hinauszerren, als sie aus dem Wagen sprang.

Die alte Angst von damals kann Ines bis heute riechen. Wenn irgendwo Schweiß in der Luft liegt, denkt sie an den Angstschweiß der Geiseln im Bremer Bus, in den sie gemeinsam mit Silke gestiegen war, auf dem Heimweg von der Arbeit.

Wenn es irgendwo nach Blut riecht, sieht Ines wieder Emanuele de Giorgi vor sich. Den Jungen, der im Bus von

Degowski ermordet wurde. Sie spürt den Luftzug von damals, als Emanueles Mörder abdrückt und die Kugel sie selbst knapp verfehlt. Sie sieht den Jungen vor sich liegen. Vor sich sterben. Dann blickt sie dem damals 14 Jahre alten Italiener, dem Dieter Degowski in den Kopf geschossen hatte, wieder ins Gesicht.

»Es war so schrecklich, niemand half ihm«, sagt Ines, und ihre Stimme zittert noch heute. Sie beugte sich über den Sterbenden, alle anderen verharrten. Sie zog ihn zur Bustür. »Er hätte nicht sterben müssen«, sagt sie heute. »Warum fuhr kein Krankenwagen hinter unserem Bus her?«

»Das sind Dinge, die bleiben in mir für immer«, sagt sie. Genauso wie der Schrecken, wenn sie heute irgendwo sitzt und aufschauen muss zu vielen Leuten, die um sie herumstehen. Ines fühlt sich dann wieder ausgeliefert. So wie damals, als die Verbrecher sie und Silke Bischoff aus dem Bus zerrten in den Flucht-BMW. Wie sie mit ihm nach Köln fuhren, in die Nähe des Doms. Wie sich die Presse und Schaulustige um den BMW drängten, um Geiselnehmer und Geiselopfer zu interviewen.

Lange war für sie auch Silvester unerträglich. Und wenn irgendwo eine Tür knallte.

Der Tag, der das Leben einer Geisel für immer verändert, zieht in den meisten Fällen vier Phasen nach sich, die die Psychologen voneinander unterscheiden: In der ersten »Schockphase mit allgemeiner Desorientierung« dringen alle Ereignisse ungefiltert in die Seelen der Opfer ein. Es folgt eine akute Widerstandsphase, in denen sich die Geiseln meist mit Hass und Aversionen gegen die Geiselnehmer aufladen. Darauf folgt – und zwar recht bald – eine Resignationsphase mit einem umfassenden Machtlosigkeits- und Verlassenheitsgefühl. Diese Phase mündet schließlich in einen Erschöpfungszustand. Wenn es vorbei ist, ist es aber nicht vorbei: Deshalb holt diese Erschöpfung Ines bis heute ein. Und auch das Gefühl, verlassen zu sein.

Das Besondere: Für dieses Gefühl tragen wir zwar keinerlei Schuld, aber alle ein wenig Verantwortung. Wir Millionen, die wir tagelang zugeschaut haben bei diesem Verbrechen. Wir Millionen, die wir heute zuschauen, wenn Schreckliches geschieht. Bis unsere Schaulust und Neugier enden – und zwar am schnellsten für die Opfer und Hinterbliebenen eines Verbrechens.

Als ich Ines damals für den *Focus* besuche, ist das Drama 25 Jahre her. Und erst jetzt, nach einem Vierteljahrhundert, kann Ines wieder halbwegs frei atmen. So lange hat sie gebraucht, um die Panikattacken, die Albträume und Ängste wenigstens annähernd zu beherrschen. Psychologische Hilfe hat ihr damals niemand angeboten. Noch so ein Fehler in der ohnehin an Fehlern schweren Systematik dieses Verbrechens. Es wurde so viel versäumt und vertan.

Den Tätern bot man Hilfe an, ganz so wie es in einem Rechtsstaat richtig ist. Mehrere Therapien wurden Degowski im Gefängnis offeriert, er hat die meisten davon ausgeschlagen oder nicht beendet, sagte die damalige Gefängnisleitung.

Seinen Knast besuche ich – zufällig und wegen einer anderen Recherche, in der er eigentlich nur am Rande vorkommt – schon im Jahr 2012. Eine liebenswürdige Justizbeamtin führt mich durch das Hochsicherheitsgefängnis in Werl. Wenn sie Frühschicht hat, muss sie den Geiselgangster von Gladbeck wecken. Meist reicht dafür schon das Rasseln ihrer Schlüssel im Schloss seiner Zelle. Das Geräusch holt Dieter Degowski aus dem Schlaf. Dann schaut sie kurz zu ihm hinein. Oft ist er schon wach, bevor sie zu ihm kommt.

Dann steht Degowski da in seinen paar Quadratmetern Leben und erwartet sie. Er schaut sie aus den Augenwinkeln an, bis sein Blick wieder wie meistens zu Boden geht. »Viele Insassen benehmen sich besser, wenn sie es mit einer Frau zu tun haben, auch Degowski«, sagt die Justizvollzugsbeamtin und lächelt.

Sie ist eine hübsche Frau mit hellblauen Augen und einer sanften Stimme. Trotz ihrer Uniform ragt sie heraus aus dem Menschengewühl des westfälischen Gefängnisses bei Soest mit seinen 860 schweren Männern in Anstaltsblau. Furchtlos ist sie zudem: »Ich habe etwas Distanziertes an mir. Das hilft mir. Auch, damit sich keiner hier in mich verliebt.«

Wir treffen Degowski in der JVA Werl zufällig und flüchtig. Doch selbst diese Begegnung im Vorübergehen reicht, um eine Ahnung zu bekommen, wie es für die Geiseln gewesen sein mag, in der Gewalt dieses Mannes zu sein. Er schleppt sich mir auf dem Zellengang entgegen. Seine Silhouette spiegelt sich auf dem blanken Steinboden. Er schaut durch einen hindurch.

Degowski lebt in einer Welt hinter einer sechs Meter hohen Mauer. Von seiner Härte und seiner Unberechenbarkeit, die ihm damals ins Gesicht geschrieben stand, ist nichts mehr zu sehen. Talgig und weich sind seine Züge, die Augen matt, die Zotteln auf seiner Stirn wichen einer Halbglatze.

Die Justizbeamtin weiß nur aus Filmen und Erzählungen, was dieser in sich eingefallene Mann im Hochsicherheitstrakt vor 25 Jahren getan hat: dass Dieter Degowski vom 16. bis 18. August 1988 auf eine blutige Irrfahrt ging, 54 Stunden lang ohne Schlaf, mit Hans-Jürgen Rösner, der ihn dirigierte. Dass dabei drei Menschen zu Tode kamen. Dass irgendwie auch ganz Deutschland in Geiselhaft genommen wurde, weil es vor den Fernsehern saß und nicht fassen konnte, was es da sah. Es konnte aber auch nicht abschalten bei diesem Live-Verbrechen – bis zum Sterben nicht. Wir alle waren Gaffer.

»Lange ist das her«, sagt die Beamtin nun. »Mittlerweile verhält sich Degowski regressiv, man sieht und hört ihn kaum, er schleicht über die Gänge.« Die Beamtin ist drei Jahre alt, als das Geiseldrama von Gladbeck geschieht. Es ist kaum vorstellbar für sie, dass dieser Mann den Jungen Emanuele de Giorgi in einem gekaperten Bremer Bus erschoss, ihn regelrecht hinrichtete. Dass eine weitere Kugel die Geisel Silke Bischoff tötete. Sie stammte aus der Waffe von Degowskis Gladbecker Kumpel aus Sonderschulzeiten, Hans-Jürgen Rösner.

In dieser geschlossenen Gesellschaft von Werl hindern Netze die Insassen daran, von den Brüstungen in den Tod zu springen. Es riecht überall scharf nach einem Zitronenputzmittel und dem jeweiligen Tagesgericht. Früher hat es Degowski als Hilfskoch mitzubereitet. Es schmeckte den Köchen nicht. »Die haben ihn als Lehrling nur bestehen lassen, damit er auch mal ein Erfolgserlebnis hat«, sagt jemand aus der Küche. Von der Friseurin Uschi, die sich als Zuschauerin vor Gericht in den Gangster verliebte und ihn in Haft geheiratet hatte, ist er geschieden. Vor Jahren schon haben ihn bewaffnete Beamte durch die Werler Innenstadt geführt, gefesselt. Er sollte die Welt nicht ganz aus den Augen verlieren.

Ines, sein Opfer, fürchtete manchmal ebenso, die Welt aus den Augen zu verlieren. Sie hat, ganz ohne persönliche Schuld und eigenes Zutun, auch lebenslänglich bekommen. Vom Schicksal, könnte man behaupten. Aber viel mehr noch war da diese Gleichgültigkeit viel zu vieler Menschen, die ihr hätten helfen können, ja müssen. Die viel zu viel Zeit verstreichen ließen, Jahre sogar, in der sie der am 18. August 1988 so schwer traumatisierten Ines hätten heraushelfen können aus ihrem Albtraum. So aber blieb Ines in Geiselhaft, auch als sie längst befreit war. Physisch den Gangstern entkommen. Aber eben nicht psychisch.

Zwei Jahre nach dem Verbrechen beginnt der Prozess gegen die Geiselnehmer. Ines erinnert sich: »Im Prinzip habe ich damals noch mal das Gleiche erlebt, nur dass es nicht mit Schießen und mit Tod zu tun hatte. Die Täter wiederzusehen und alleine vor ihnen zu sitzen, hat mich seelisch an den Rand gebracht.«

Zurück in Bremen bei ihr. Sie schaut nun auf das Bild, das in ihrem Wohnzimmer hängt: ein Sonnenuntergang in Grau und Schwarz. Als sie das Bild vor 15 Jahren zeichnete, war es noch dunkel in ihr und um sie herum. Gefangen in schweren Depressionen, verlor sie ihren Mann, Freunde, ihr altes Leben. Sie nahm zu, wappnete sich mit Gewicht gegen das Grauen.

Sie hat in vielen Therapien nun gelernt, die Bilder zu unterdrücken, sie versucht, sie aus ihrem Gedächtnis zu schneiden. Und so bemüht sie sich, an ihre beste Freundin Silke nur noch in den guten Bildern zu denken, die ihr bleiben. So wie man es tut, wenn man in alten Fotoalben blättert und sich an den Bildern erfreut, aus denen die Farbe gewichen ist: »Wie wir uns kennenlernten, als wir Kinder waren. Wie wir zum Reiten gingen, wie wir zusammen malten, Rollschuh liefen, wie wir uns Bettlaken überzogen und als Geister die Straßen entlangliefen.« Aber wenn nur eine Kleinigkeit sie wieder erinnert an die Tage in Not, sie triggert, reißt alles wieder auf.

Mich berührt, wie Ines die Erinnerung an Silke vergoldet hat, damit sie nicht mehr so sehr schmerzt. »Sie war so schön«, sagt sie. Und schon stehen ihr Tränen im Gesicht. Ines blieb für alles, was geschah, empfindsam. Das schmerzt sie bis heute, aber es sorgt auch dafür, dass die Opfer nicht vergessen werden.

Ines erinnert sich, wie sich die angehende Staatsanwaltsgehilfin Silke Bischoff kurz vor dem Geiseldrama ihre braunen Haare blond färben ließ. Wie Degowski dadurch einmal mehr auf sie aufmerksam wurde. Wie er sie bedrängte, sich an sie presste, wie er ihr immer wieder seine entsicherte Waffe an den Hals hielt, einen Revolver Highway Patrolman.

Ines' Tochter sitzt beim Gespräch im Wohnzimmer hinter ihrer Mutter und reicht ihr zwischendurch Taschentücher für die Tränen. »Wir waren wie Schwestern, wir verstanden uns ohne Worte.« Auf den Friedhof kann sie bis heute nicht. Zu sehr schmerzt die Erinnerung. Nur einmal schaffte sie es. »Es war der schrecklichste Moment meines Lebens.«

Zur Beerdigung steht sie an Silkes offenem Grab, nimmt Abschied. Dort, wo auf der grauen Marmorplatte heute nicht nur der Name der Toten, sondern auch die ganze Hilflosigkeit eingraviert ist.

»Warum« steht dort in den Stein gemeißelt. Ohne Fragezeichen.

»Warum gerade ich?«, soll Silke Bischoff kurz vor ihrem Tod gefragt haben.

Dieses »Warum« steht auch über dem Leben danach von Ines. »Degowski hat Silke immer versprochen, dass ihr nichts geschieht, dass sie da heil rauskommt«, sagt Ines. »Das hatte Silke sogar beruhigt, daran hat sie geglaubt.« Auch Ines hatte den Worten vertraut, auf sie gehofft. Auch den Worten Rösners: »Wir lassen euch frei, wenn es dunkel geworden ist.«

Ich bewundere Ines für ihre Tapferkeit, ihre Herzlichkeit und wie offen sie spricht. Auch über ihre Angst, dass einer der Gangster eines Tages vor ihrer Tür stehen könnte. Sie traut es ihnen zu. »In den ganzen 19 Stunden haben sie immer angegeben mit all ihren Verbrechen. Sie fühlten sich sehr stark.«

Geschürt haben ihre Furcht Droh-Briefe und Anrufe aus einer Gladbecker Telefonzelle: »Silke haben wir schon. Dich kriegen wir auch noch.« Seitdem lebt Ines mit einer Geheimadresse und arbeitet als Verkäuferin. Es geht ihr heute, im Jahr 2022, viel besser, sagt sie. Und dass sie die alte Angst beinahe bezwungen hat.

Sie hatte damals einen Kontrollverlust erlebt, so nennen es die Psychologen, der sie traumatisiert hat und gesellschaftlich mitbedingt nicht unmittelbar aufgearbeitet wurde. Ein solcher lebensbedrohlicher Kontrollverlust wiegt schwer auf der Seele eines Menschen. Und die Zeiten waren damals noch nicht so weit, dass man die Hilfe für eine verletzte Seele genauso ernst nahm wie jene für einen Körper.

Heute hat Ines immerhin gelernt, mit Gladbeck zu leben. Nur eine Freundin wie Silke, die hat sie nie mehr gefunden. »So etwas gibt es nur einmal im Leben«, sagt sie und weint.

In ihren Träumen ist ihr Silke nur ein einziges Mal in dem ganzen Leben danach erschienen. Als wollte sie sich von ihr verabschieden. Ines erinnert sich an den Traum: »Silke kam auf einem Feldweg auf mich zu. Sie hatte eine Rose in der Hand. Die gab sie mir. Dann drehte sie sich um und war verschwunden. Ich habe sie überall gesucht. Aber ich konnte sie nicht mehr finden.«

Fritz fliegt fort

Wie sich Deutschlands ungewöhnlichster Bestatter auf sein Sterben vorbereitete

Fritz Roths Leben nach dem einen Tag ist viel zu kurz. Von der Diagnose bis zum Sterben bleiben ihm nur ein paar Monate.

Mit dem ICE geht es bis Köln, dann weiter mit dem Interregio zu ihm nach Bergisch Gladbach.

Ich komme an in einer großen Stille, und ich spreche leise. Denn seit Fritz Roth weiß, dass er bald sterben muss, hört er die Vögel. Ihr Gesang fiel ihm vorher kaum auf, doch jetzt, nach der Diagnose, achtet er auf ihre Lieder.

Dafür setzt sich Fritz Roth mitten auf seinen Friedhof und hört ihnen zu. Dort, wo die Bäume gerade so weit auseinanderstehen, dass sie noch die Spätsommersonne durchlassen. Dort will der 63-Jährige begraben sein. Im von Laub und Nadeln weichen Waldboden. Auf Deutschlands einzigem Privatfriedhof.

Es ist sein Friedhof. Er nennt ihn »Gärten der Bestattung«. Auf einem grünen Hügel über Bergisch Gladbach breitet er sich aus, 1300 Urnengräber, die meisten bunt geschmückt mit Fotos und Gegenständen der Toten. Überdacht von einer Kuppel aus Buchen und Fichten.

Wir beide schauen nun hinauf in die Kronen – und schweigen. Mir kommt dieses Nichtssagen gelegen, weil dieser Mann und sein Schicksal still werden lassen. Und auch dass wir nun so steil hinaufschauen, ist mir gerade recht. So bleiben die Tränen in den Augen.

»Trauer braucht Heimat. Und das hier ist eine. Es ist meine«, sagt Fritz Roth zu mir im Sommer des Jahres 2012, als ich Deutschlands damals bekanntesten Bestatter ein paar Tage begleiten darf. Fritz Roth ist immer mehr ein Trauerbegleiter als ein Beerdigungsunternehmer gewesen, sogar ein Aufrührer und Reformer seiner knochenkonservativen Branche. Nun ist der Tod dabei, sich einen Experten zu holen.

Roth sitzt mit mir auf einer Holzbank inmitten seines Trauergartens. »Hören Sie auch die Vögel singen?«, fragt er. Und dann weht ein lauer Wind durch die Fichten, unter denen wir sitzen, und es rieseln ein paar Nadeln auf unsere Köpfe. Einige verfangen sich in Fritz Roths stoppelkurzem Haarkranz und seinem weißen Bart. Wenn er sich dann über seinen Schädel fährt, um die Nadeln fortzuwischen, bleiben ein paar Haare an seiner flachen Hand hängen. Die Nebenwirkung der Chemotherapien.

Fritz Roth lebt nicht mehr lange. Er weiß das seit diesem Frühjahr. Der Krebs hat seine Leber durchbohrt und umwuchert. Unheilbar. Noch spürt er nichts von dem Krieg in seinem Körper, weil die Leber keinen Schmerz kennt.

Er hat die Ärzte gedrängt, ihm zu verraten, wie viel Zeit ihm noch bleibt: »Zwischen fünf Monaten und fünf Jahren«, haben sie gesagt. Ihm werden ab heute, an diesem Tag im September 2012, noch drei Monate bleiben.

Im Dezember wird er sterben. Das ahnt er nicht. Er hofft damals noch auf die fünf Jahre. Doch er ist am 13. Dezember 2012 gestorben. Seine Trauerfeier war im Altenberger Dom. Es kamen 2500 Menschen. Bis heute hält die Fritz Roth Stiftung »Trauer ist Liebe« seine Ideale lebendig – und kümmert sich vor allem um trauernde Kinder.

Fritz Roth blieben keine neun Monate mehr nach der Diagnose. Er hatte damals, als er sie erfuhr, gewartet, bis er mit seiner Frau im Auto saß. Erst dort hat er mit ihr geweint. Dann hat er versucht, wieder zu lachen. Am besten geht das immer mit seinem besten Freund Wolfgang Bosbach. Sie sind füreinander Gefährten, das beweist sich jetzt einmal mehr. Der Trauerexperte und der CDU-Politiker, sie rufen sich mitten in der Nacht an, auch weil das Schicksal sie jetzt eint. Fast gleichzeitig erfuhr Bosbach, nach jahrelanger Krebserkrankung, dass auch ihm nicht mehr viel Zeit bleibt, angeblich. Das haben ihm die Ärzte jedenfalls gesagt. Roth bewundert Bosbach dafür, dass der unbedingt weitermachen möchte, damals im Jahr 2012, und noch einmal für den Bundestag kandidieren will.

Am Abend im Hotelzimmer rufe ich Bosbach an. Er nennt seinen Freund »meinen tapferen Kämpfer« und sagt: »Ich erlebe Fritz seit 30 Jahren als strahlenden Mann. Nun, nach der bitteren Diagnose, sehe ich ihn mit anderen Augen. Unsere Freundschaft vertieft sich noch einmal.« Es hilft beiden, dass diese rheinische Melodie in ihren Worten schwingt. Sie klingen auch heiter, wenn sie über die Tragödie ihrer Leben sprechen. »Ich bewundere ihn, dass er seine Gelassenheit nicht verloren hat«, meint Bosbach.

Und so ermutigen sie sich: »Ich kann mit ihm über existenzielle Dinge reden, ohne dass es tieftraurig wird«, sagt der Politiker. Und: »Er freut sich auf jeden neuen Tag.« Carpe diem. Wobei es Roth auf die Übersetzung ankommt. Nicht »Nutze den Tag«, sondern: »Pflücke den Tag.«

So wie Kinder es tun, denen die Zeit noch unendlich scheint. Beide Freunde erinnern sich in der letzten Zeit, die ihnen gemeinsam noch bleibt, an Kindertage, die nicht enden wollten, besonders an jene im Kostüm. Als Karnevalisten haben sich Bosbach und Roth kennengelernt und sich bis heute etwas Jungenhaftes erhalten. Sie haben hier, im bunten Trauerhaus, Karnevalssitzungen geplant. Nun wissen sie nicht mehr, ob sie noch einen Rosenmontag zusammen feiern werden.

Vor ein paar Tagen haben die Ärzte die Prognose für Roth heruntergerechnet, weil sie das Wachstum seiner Metastasen nicht stoppen können. Doch, als gäbe es nichts zu deuten, sagt er: »Meine Zeit steht fest. Daran habe ich immer geglaubt.«

Fritz Roth liebt gewaltige Sätze. Mit ihnen will er andere Menschen, aber auch sich selbst ermutigen. Er spricht fast alle Worte so aus, als wären es seine letzten. »Ich könnte heute sterben, und es wäre gut«, sagt er. Hält dann inne, dass der Satz nachklingen kann. Er wirkt immer, als würde er ganz in sich ruhen. Vielleicht, weil er von Berufs wegen Tausende Menschen hat beruhigen müssen.

Und nun rasen seine Tage im Zeitraffer der Diagnose. Manchmal streckt er im Gespräch beide Arme aus, dreht die Handflächen nach oben, spreizt seine Finger, als würde er sagen wollen: Schaut, wie die Zeit verrinnt. Er redet, wie vielleicht jemand redet, bei dem es um Leben und Tod geht. Nur, dass es bei ihm ein wenig schon immer so war, in seinen Vorträgen, Büchern und Auftritten.

Der Tod soll wieder persönlich genommen werden, sagt er. Er soll nicht länger totgeschwiegen werden. Die Menschen sollen ihn in ihr Leben zurückholen und nicht wegschieben in die Krankenhauszimmer, Pathologien und Trauerhallen.

Er hat dafür einen Ort gebaut, seinen Berg-Friedhof und daneben sein »Haus der menschlichen Begleitung«, eine alte umgebaute Fabrik samt Fabrikantenvilla. Fritz Roth eilt mit schnellen Schritten durch sein Haus, das er eingerichtet hat wie ein Luxushotel. Vermeintlich gesund sieht er aus – und wie ein Bruder eines seiner »Kunden«, des Kabarettisten Hanns Dieter Hüsch, dessen Angehörige hier Abschied nahmen. Roth redet auch ein wenig so wie Hüsch. So fröhlich und pointiert, dass die Menschen, die ihm zuhören, meist lächeln.

Er malt sich gerade genau aus, wie er beerdigt sein möchte. Einzigartig soll sein Grabstein werden, handgemacht, gestaltet von seinen Lieben, so wie die meisten hier. Sie sollen seinen Sarg bemalen, ihre Gedanken auf das Holz schreiben, ihm auch Dinge mit hineinlegen, die sie mit ihm verbinden. Dann möchte er, dass sie mit ihm und dem Sarg einen letzten Zug durch die Gemeinde unternehmen. Durch sein Bergisch Gladbach.

An seinem Grab sollen die Menschen feiern, essen und trinken, und zwar sein Lieblings-Kölsch. Dazu bitte Pavarottis Version von »Nessun dorma«. Und natürlich sollen sie auch das Lied spielen, mit dem ihn sein Freund, der Pop-Sänger Purple Schulz, gerade überrascht hat. Der hatte hier um seine Eltern getrauert. Und nun steht er im Türrahmen und spielt ihm seine neue CD vor: Das Lied für Fritz Roth heißt »Mein letzter Koffer«.

Danach bitte noch Randy Crawfords »One Day I'll Fly Away«. Davon träumt dieser hochgewachsene, schwere Mann: dass ihm am Ende ganz leicht werden möge, den Vögeln gleich.

Wieso, bitte schön, hört man die erst singen, wenn es bald still wird um einen? Wieso muss das Schöne um uns herum erst knapp werden, damit wir ihm zuhören und es sehen und spüren? Was hindert uns beständig, den Überfluss eines jeden Tages zu genießen? In unserm *Leben davor* verpassen wir so viel. Erst wenn wir das *Leben danach* erahnen, wenn es uns wirklich nahekommt, gelingt es uns manchmal, wirklich zu leben, vielleicht so wie es eigentlich gemeint war, in vollen Zügen. »Muss ich erst sterben, um zu leben?«, sang der Rockstar Falco in »Out of the dark« kurz vor seinem Tod, in der Hoffnung auf ein Comeback. Falco sollte nicht mehr erleben, dass dieses Lied ein Hit werden würde. Sein letzter.

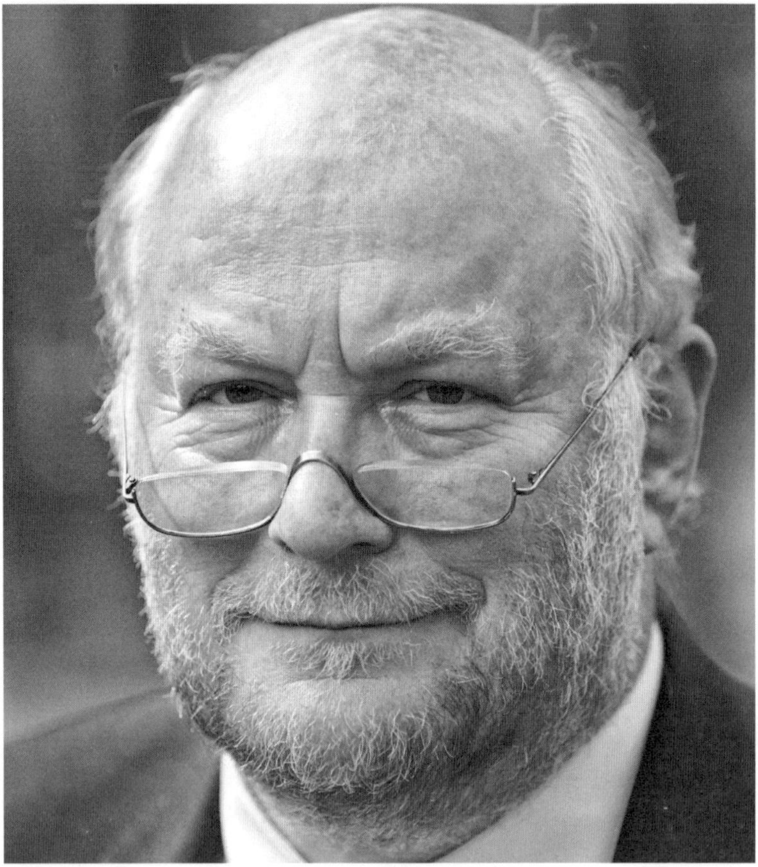

Manchmal fragt sich Fritz Roth, warum er sich sein Ende so genau ausschmückt. Vielleicht, weil ihm dieser verrückte Wunsch immer mehr in den Sinn kommt. Wie es wohl wäre, wenn er auf seiner eigenen Beerdigung Gast wäre. Ganz kurz, bevor es wirklich so weit ist. Gerade so, dass er selbst noch dabei sein kann. Er denkt wirklich daran. Das ist verrückt. Er mag das Wort: verrückt, ver-rückt. Er verrückt gern. Zuerst die Perspektiven. Wer zu seinem Friedhof und ihm hinauffährt, muss herunterschalten. Ein Schild rät zum ersten Gang, so steil ist der Aufstieg über Serpentinen, so sehr soll der Besucher hier oben alles hinter sich lassen. Mittendrin eine Waldbühne. Hier spielen Künstler auf, für alle Trauernden.

Er glaubt wie Mascha Kaléko: »Bedenkt: den eignen Tod, den stirbt man nur. Doch mit dem Tod der andern muss man leben.« Und das will er hier ermöglichen. An einem Ort, an dem die Trauernden die Endlichkeit zwar überall spüren, aber trotzdem geborgen sind.

Roth geht voran in die wohnzimmerartigen Abschiedsräume mit den großen Fenstern, den Sesseln und dem warmen Licht. Hier können Angehörige so lange bei ihren Toten bleiben, wie sie mögen. Manche tun es Tage. Dann dürfen sie die Asche ihrer Toten hier begraben, wann sie möchten, auch nachts, auch am Wochenende.

Fritz Roth war mal Unternehmensberater, er beschäftigt 30 Mitarbeiter, er baut sein Gelände gerade aus, errichtet ein »Haus der Klage« mit offenem Dach und sagt: »Wir brauchen keine Bestatter.« Nur Begleiter. Er hasst das Wort Bestattungsinstitut. »Trauer braucht kein Institut.«

In seinem Sarglager riecht es nach Harz. Dort stapeln sich unbehandelte Modelle. Es gibt keine Edelsärge und auch keine Totenhemden, die Verstorbenen sollen ihre eigenen Sachen tragen.

Wer den Friedhof betritt, muss ein gläsernes, leeres Grab überqueren, in das ein Spiegel eingelassen ist. Wir stehen nun davor und schauen hinab. Fritz Roth blickt durch das

Panzerglas in den Spiegel in der Erde, sieht sich selbst dort unten wieder und erzählt von seinem Primärtumor, den die Ärzte bis heute nicht gefunden haben. Vielleicht steckt er in einem Gallenweg. Heimtückisch und unoperierbar. Er zeigt mir Ausdrucke von seiner Computertomografie. Sie zeigen die weißen Nebengeschwüre. Er muss zuschauen, wie sich der Feind in seinem Bauch ausbreitet und vorrückt.

Seine letzte Hoffnung ist eine neue Therapie aus den USA, sie heißt SIRT. Die Ärzte in Essen schießen ihm bald radioaktive Glaskügelchen in die Gefäße seiner Leber, sie sollen den Krebs aufhalten. Doch besiegen können auch sie ihn nicht. Gestern rief ihn das Uni-Klinikum Essen an, dass es bald losgeht. Roth ist voller Vorfreude. SIRT soll ihm ein paar Tage, Wochen, Monate mehr schenken.

Eines hat er nun allen anderen Profis voraus, die hier in seiner »Trauerakademie« über den Tod gesprochen haben. Margot Käßmann, Präses Nikolaus Schneider, Notker Wolf. Sie alle wissen nicht so gut wie er, wie es ist, wenn der Tod so nahe rückt.

Als wir darüber sprechen und auch darüber, dass man das größte Geheimnis vielleicht erst erfährt, wenn man gestorben ist, fällt mir ein Zitat eines Helden gegen Hitler ein, von dem ich in meinem Buch »Jahrhundertzeugen« erzähle: Alfred Delp, ein Pfarrer im Widerstand. Als er von einem Gefängnisgeistlichen zum Galgen geführt wurde, sagte er zu seinem Kollegen: »In fünf Minuten weiß ich mehr als Sie ...«

Fritz Roth lädt mich nun ein, in den Keller seiner Begegnungsstätte zu gehen. Er hat ihn ganz für die Trauernden, die zu ihm kommen, gestaltet. Roth nennt ihn seinen »Pfad der Sehnsucht«. Hier sind alle Trauernden willkommen, wenn sie Zwiegespräche halten, sich erinnern oder nur zur Ruhe kommen möchten. Der gesamte unterirdische Trakt ist eine Kunstinstallation, die mehrere Kellerräume unter seinen Büros durchzieht. Ein Platz für die Hinterbliebenen, der sie auffängt und ermutigt. Roth schwingt die schwere Stahltür zum ersten Raum auf, der die Wucht darstellen soll, mit der die Trauer alles andere im Leben zuschüttet: Lauter tonnenschwere Steinquader sind durch das schmale Fenster des Kellers in den Raum hineingebrochen. Eine Lawine, die alles unter sich begräbt, die in den Alltag eines Lebens kracht.

Auf einen dieser Steine hocken wir uns nun. Normalerweise setzt sich Roth mit den Übriggebliebenen hierher und fragt sie dann: »Was ist nun kaputtgegangen in Ihrem Leben?« Er reiht kleine, mittlere, aber immer auch wunderbar große Sätze aneinander, gern viele von Rilke und Bonhoeffer oder Hesse, und zitiert: »Wohlan denn Herz, nimm Abschied und gesunde.«

Zum Schluss treten wir in einen Spiegelraum, der die Welt auf den Kopf stellt. Der Boden scheint uns nicht länger zu tragen, er ist aus unsichtbarem Glas. Ein gefühlter Schwebezustand, den Roth jedes Mal spürt, wenn er hier entlanggeht. »Someday I'll fly away ...«

Den Raum beschließt eine weiße Wand. Sie ist die Leinwand für einen Film, der nun ins Dunkel hineinflimmert: In einer Dauerschleife steigen Pusteblumensamen auf von einer Sommerwiese, auf der es langsam zu schneien beginnt. Zeichen des Wandels, dass nichts bleibt, wie es war. Roths Schattenriss fällt auf die Wiese. Symbole für die Irrealität, das Unvorstellbare, die Ahnung vom Jenseits. Dahinter liegt die Tür zurück in Roths Garten, ins Leben. Öffnet er sie, hört er wieder die Vögel singen.

Fritz Roths eigenes Leben ist noch voller Sehnsuchtsziele. Im Büro hängt eine Landkarte, gespickt mit vielen Fähnchen. Unbedingt will er seine beiden Paradiese noch erreichen: die Seidenstraße und Papua-Neuguinea. Nach Neapel, Venedig und Istanbul wird er bald fortfliegen, am besten nur für einen Tag. So wie in seinem Lied. Und gern zusammen mit Wolfgang Bosbach.

Er sagt: »Ich hadere nicht. Ich suche nach keinem Schuldigen. Ich habe mich vorbereitet.« Man möchte es ihm glauben. Er drückt seinen breiten Rücken durch, trägt wie immer eine tadellose Anzugkombination, wahrt Haltung.

Er will, dass die Ärzte ihm die Schmerzen nehmen, die ihn bald erreichen werden. Aber er möchte sein Sterben bei Bewusstsein erleben, so sehr er sich auch vor ihm fürchtet. Und nein, er möchte den Tod nicht selbst in die Hand nehmen. »Aber darüber nachdenken können möchte ich«, sagt er mit allem Trotz.

Als seine längst erwachsene Tochter gerade laufen konnte und eines Tages hinaus in den Garten rannte, fiel sie in den Gartenteich und lag zehn Minuten lang leblos auf dessen Grund. Sie ist gerettet worden. In diesem Moment erlebte Roth eine Grenze, von der er seither immer spricht: der schmale Grat zwischen den Tränen der Trauer und denen der Freude, als seine Tochter am Leben blieb.

Fritz Roth ist ein Gratwanderer par excellence.

Zu jeder vollen Stunde weht das Geläut von Glocken über seinen Berg zu uns. Die Straße hinunter führt zu der kleinen Kirche, in der er getauft wurde, in der er seine Frau geheiratet hat und in der ihn sein Pfarrer aussegnen wird. Der Katholik malt sich nicht aus, wie das Leben nach dem Tod aussehen könnte. »Es wird eine Dimension sein, die unser Denken überschreitet.«

Es gibt einen Satz, den hört der Trauerbegleiter Roth oft in seinem Job: »Wir dachten, wir hätten noch so viel Zeit.« In seiner letzten Zeit will er zu vielen Menschen sprechen, soll noch zu Markus Lanz und Günther Jauch, der damals,

als wir uns trafen, noch am Sonntagabend in Berlin talkte. Beides hatte er auch noch geschafft. Jahre zuvor hatte er schon in der »Sendung mit der Maus« Kindern den Tod erklärt. Er ging dafür in seine »Villa Trauerbunt«, ein Holzhaus auf seinem Berg, in dem Kinder spielerisch mit ihren Verlusten umgehen.

Roth hat seine Resilienz nicht nur trainiert, sondern auch professionalisiert. Schon sein Leben lang blickt er dem Tod standhaft ins Auge und versucht das Unvorstellbare nahbarer zu machen – Visualisieren ist eine bewährte Methode dafür, auch deswegen hat er seine Stätte aufgebaut. Er hat Menschen eine Annäherung, eine Ahnung von einem Ort errichtet, an dem Hinterbliebene sich ausmalen können, wo ihre Toten jetzt wohl sind.

Ähnlich wie der Kriseninterventionshelfer Hermann Saur schenkt er den Angehörigen Freiheit für ihre Gefühle, gibt aber auch die Möglichkeit, das Unkontrollierbare kontrollierbarer zu machen.

Manchmal meditiert Roth. Um für Momente nicht ans Sterben zu denken. Er würde gern noch den Aktionskünstler André Heller kennenlernen, um einen Tag mit ihm zu träumen. Und er hat sich eine neue Kameraausrüstung gekauft. Um den Moment festzuhalten. Den Augenblick verweilen zu lassen.

In der Dämmerung geht er zu seinem Auto. Die Bewegungsmelder bemerken ihn und tauchen Roths Revier in helles Licht. Er mag die Dunkelheit nicht. Vor allem nicht nachts, kurz vor dem Einschlafen.

Mit der Nacht steigt die Angst vor dem Sterben in ihm hoch. Doch meist nicht lange. Er sagt: »Der Schlaf kommt als Todes Bruder zu mir. Er legt sich wie Balsam auf mich.«

Zum Abschied hört Fritz Roth wieder den Vögeln zu, wie sie den Tag verabschieden. Er glaubt, dass sie ganz anders klingen, seit er von der Diagnose weiß. Melancholisch und heiter zugleich. »Hören Sie mal genau hin.«

Da fällt ihm ein, eine Kleinigkeit würde er sich noch wünschen. Dass sich ein Vogel möglichst bald einmal auf seine Hand setzt. Darauf wartet er noch.

Paulas Krieg

Die Soldatin wird bei einem Angriff schwer traumatisiert und kämpft nun ihren größten Kampf. Zu Besuch in der Psychiatrie der Bundeswehr

SEIT DEM 16. SEPTEMBER 2009 lebt Paula ihr Leben danach.

Ein paar Monate später steige ich am Berliner Hauptbahnhof aus dem Zug. Der Weg, der mich nun zu ihr führt, erzählt mir von einem ganzen Land. Er nimmt mich mit auf eine Zeitreise. Deutschland in 30 Minuten. Sein Ziel ist das Scheunenviertel in Berlin-Mitte. Und vieles auf und an diesem Weg erinnert an dieses friedliche, moderne und schöne Deutschland von heute. Und leider auch an Germania, die am Reißbrett schon erbaute Welthauptstadt des Nazi-Größenwahns. Aber das liegt auch sehr an mir.

Mein Weg, so merke ich, gedenkt Deutschlands Kriegen. Seinem Untergang. Seinem Riss, der mitten in dieser Stadt klaffte wie eine Platzwunde, die niemand versorgte.

Aber dieser Weg zeugt auch von dem Deutschland von heute, auf wunderbare Weise. Denn an seinem Ende, wenn ich bei Paula angekommen bin, trete ich in ein Haus, in dem versehrte Soldaten und Soldatinnen, die heimkommen aus dem Krieg und deutschen »Auslandseinsätzen«, nur eines wiederfinden sollen: ihren Frieden. Und das zwölf Jahre vor dem furchtbaren Krieg in der Ukraine.

Gleich stehe ich an Paulas Krankenbett mit meinem Blumenstrauß. Ich dachte, Sonnenblumen seien vielleicht passend. Ich halte vor ihrem Patientenzimmer kurz inne. Ein Schild davor warnt mich: »Bitte leise! Bitte nicht mit den Türen knallen!«

Dann bin ich in ihrem Zimmer. Hier versuchen sie, Paula wieder zusammenzusetzen. Denn Paula hat es zerrissen. In einem von Deutschlands Kriegen. Nicht äußerlich. Aber von innen zerrissen. Nun befindet sie sich in der Psychiatrie der Bundeswehr mitten in Berlin. Und die Ärztinnen und Psychologen versuchen Paula wieder ganzzumachen.

Ich darf eine ganze Woche bei ihr bleiben. So hat es mir die Bundeswehr erlaubt. Nach Wochen mit vielen Versuchen und Anträgen. Nirgendwo sonst in meinem Leben war es schwieriger, einen Zugang zu bekommen. Geholfen hatte mir, dass ich in meiner Grundwehrdienstzeit Sanitäter war. Und dass ich schon einmal für eine Reportage eine Woche in einer geschlossenen Psychiatrie recherchieren durfte. Ich habe dort erlebt, dass der wahre Wahnsinn nicht drinnen in den »Irrenanstalten« tobt. Sondern draußen.

Ich habe beinahe jeden, den ich dort kennenlernen durfte, gut verstehen können – verstanden, warum er in der Welt vor, hinter und neben der Klinik »verrückt« wurde. Und ich habe gesehen, wie diese Menschen in der Psychiatrie endlich wieder zu sich selbst kamen. Und der Wahnsinn, der sogenannte, in Wahrheit eine ganz normale Reaktion war.

Nun bin ich – so sagt es der Chefarzt – der erste Reporter, der in der Psychiatrie der deutschen Armee tagelang mit den Patienten zusammen sein darf. Und teilt mir auch gleich mit, dass ich wohl der letzte war. Denn eine solche Einrichtung ist immer auch ein Schutzraum für Menschen. Und man sollte dort, fast so wie in einem Naturschutzgebiet, in dem die Wiesen und Blumen versuchen, sich ein bisschen aufzurichten, nicht herumtrampeln.

Wenn ich in Berlin ankomme, ist mir aber ohnehin so, als

müsste ich auf meine Schritte achtgeben. Vielleicht liegt das daran, dass meine Zeiten in Berlin immer am Hauptbahnhof beginnen und dass ausgerechnet dieser Platz vor dem Bahnhof einigermaßen verloren und leer wirkt. Von diesem Ort geht es dann auf Bordsteine, die es so nur in Berlin gibt. Sie bestehen zu einem Drittel aus normalem Kopfsteinpflaster, aber die anderen zwei Drittel sind aus diesen riesengroßen Rechteck-Steinen, die vom Reichstagsbau übrig geblieben scheinen. Dabei wurden sie schon vor 200 Jahren gepflastert. »Schweinebäuche« nennen erdverwachsene Berliner sie.

Berlin ist verrückt, das klingt so blöd und abgeschmackt. Aber es ver-rückt auch uns selbst. Es ist sogar die Hauptstadt der Ver-rückten und Ver-rücker. Es schärft dabei unseren Blick, es blinkt und blitzt hell, und es stellt sich seinem Dunkel von damals. Ich beschreibe es in diesem Kapitel auch deshalb, weil es die Hauptstadt des Landes ist, für das Paula ein Stück ihrer Gesundheit gegeben und ihr Leben riskiert hat.

Berlin ist unwegsam. Als wollte es allen, die ankommen, klarmachen, dass bitte niemand durch diese Stadt einfach nur spazieren geht und auf Hans-guck-in-die-Luft macht. Nein, die Bordsteine Berlins zwingen selbst Flaneure, ab jetzt darauf zu achten, was vor und vor allem, was unter ihnen so los ist. Promenaden haben sie hier nicht.

Das ist schade, denn eigentlich bräuchte man den Blick, um nach oben zu schauen. Auf die Erker der Häuser, den Stuck, die alten Laternen, die Berlin leuchten lassen. Und auf den berühmten Himmel über Berlin. Wobei, auch das mit dem Blick nach oben hilft nichts. Denn auch dort bleibt jeder zweite an einer Spur aus der Geschichte hängen. Da ist kaum eine Straße, die nicht wenigstens vom Gestern erzählt, natürlich auch vom schönen Gestern. Von der herrlichen

Freiheit, die heute in der Berliner Luftluftluft liegt. Und von allem, was hier in die Asche fiel, als mein Großvater der Vater meiner Mutter wurde. Vom Krieg.

Mein Berlin-Gefühl verstärkt sich, weil ich unterwegs zu Paula bin. Jeden Tag laufe ich die Strecke von meinem Hotel zu ihr zu Fuß. Ich komme am Verteidigungsministerium vorbei, spaziere durch den »Geschichtspark«, wo das alte Moabiter Gefängnis stand, laufe dann am Berlin-Spandauer Schifffahrtskanal entlang, gerade dort, wo so viele versuchten, ihn zu durchschwimmen, um an seinem anderen Ufer in die Freiheit zu fliehen. Das letzte Stück dann quere ich den Invalidenfriedhof. Und denke bloß: dass der Weg ins Bundeswehrkrankenhaus ausgerechnet an so vielen Toten von Deutschlands Kriegen vorbeiführt ...

Doch die Gegend hier erinnert auch an die Toten der deutschen Teilung – die Opfer eines sehr kalten Krieges. Weite Teile des Friedhofs verwüstete der Wahn der DDR-Mächtigen, weil sie auch auf diesem Gelände ihren Todesstreifen anlegten und ihre Mauer in die Erde rammten.

Erhalten blieb damals ausgerechnet das Grab des Mannes, der die Wannseekonferenz leitete und damit die »Endlösung der Judenfrage in Europa« beschloss. Die »blonde Bestie«, SS-Obergruppenführer Reinhard Heydrich.

Doch das andere Deutschland, jenes, von dem Willy Brandt redete, das demokratische und menschliche, das liegt in dieser Stadt immer nur ein paar Schritte weiter entfernt. Dass ausgerechnet gegenüber vom Invalidenfriedhof heute deutsche Soldaten geheilt werden, dass versucht wird, auch ihre verwundeten Seelen gesunden zu lassen, ist das nicht ein Sieg mehr über die Naziideologie? Für die Hetzer war ein kriegstraumatisierter Soldat doch bloß ein schlechter Soldat oder ein feiger, wenn nicht ein lebensunwerter.

Dann trete ich ein. In der Psychiatrie der deutschen Armee leuchtet das Neonlicht milde von der Decke, in vielen Zimmern fällt das Tageslicht durch sonnengelbe Vorhänge.

Paula hat blaue Augen, blonde Haare, und die bindet sie manchmal zu einem Pferdeschwanz. Sie trägt beinahe ein Lächeln im Gesicht. Ein Gesicht, das es zwar versucht, aber das es noch nicht ganz schafft zu lächeln.

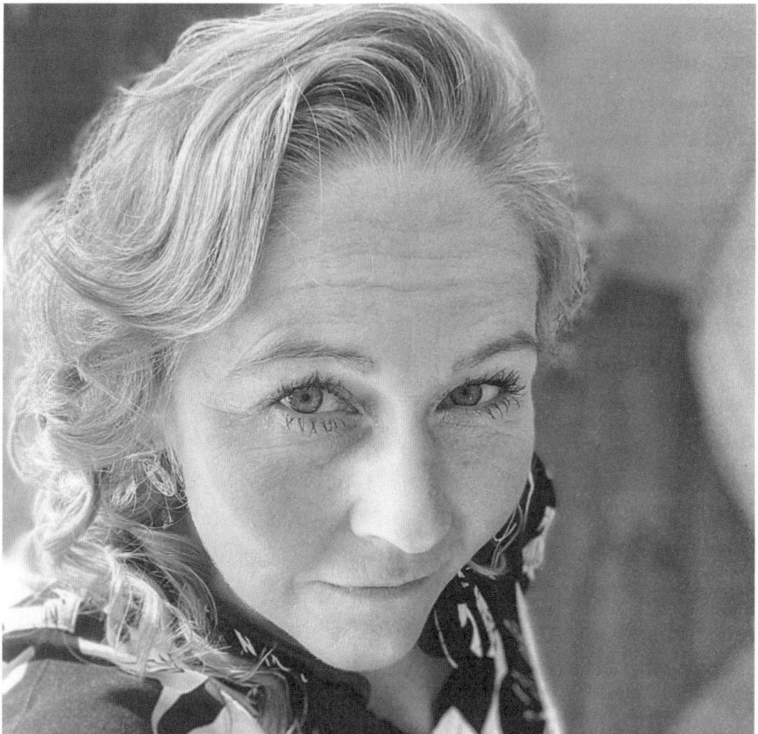

Sie ist 27 Jahre alt, als ich sie im Jahr 2010 besuche. Sie trägt einen rosafarbenen Jogginganzug und einigen Schmuck. Ein paar Tage später, als wir uns besser kennengelernt haben, wird sie mir erklären, warum sie das tut.

Denn Paula rüstet sich. Aber diesmal mit sanften Waffen. Ihre Ohren, in denen der Knall der Panzerfaust bis heute schmerzt, schmückt sie nun mit lauter Ringen. An ihrem Handgelenk funkelt eine Uhr mit Strasssteinen, erstanden auf einem Basar in Kundus. Ihre Fingernägel, an denen das Blut ihres Kameraden klebte, lackiert sie in Pink. Ebenfalls pink ist ihr Pullover. Es ist ihre neue Farbe. Ihre Gegenfarbe. Die gegensätzlichste zu den tarnenden Tönen ihres Wüstenkampfanzugs, die es geben kann. Die Uniform mit den verwaschenen Spuren des Anschlags hat sie zu Hause in Flensburg gelassen.

»Ich bin nun wieder eine Frau«, sagt Paula, »ich habe mich so danach gesehnt.« Eine tapfere Frau. Ich bewundere sie für ihren Mut, mir ihre Geschichte zu erzählen. Ihre Courage, aus den Reihen der Zehntausenden von Soldatinnen und Soldaten hervorzutreten und sich zu bekennen.

»Pink macht mich glücklich«, sagt sie zu mir. Es hilft ihr gegen den Krieg, der nicht enden will. Nicht da draußen, damals in Afghanistan, als die Bundeswehr dort noch kämpfte. 5000 Kilometer von ihr entfernt. Aber auch nicht hier drinnen, in der Psychiatrie des Bundeswehrkrankenhauses Berlin. Und auch nicht, wie sie sagt, in ihrem Herzen. Sie hat ihren Einsatz bis zum letzten Tag zu Ende gebracht. Bis eine fensterlose Transall sie wieder nach Deutschland flog. Sie vermeintlich in Sicherheit brachte.

Bis dahin riss sie sich für Afghanistan zusammen. Nun hat Afghanistan sie auseinandergerissen.

Die Ärzte und Psychologinnen im Bundeswehrkrankenhaus sagen, Paulas Welt- und Selbstbild sei zertrümmert. Paula leidet unter einer Posttraumatischen Belastungsstörung (PTBS). Im Jahr vor meinem Besuch haben die Ärzte dort 466 seelenverwundete Heimkehrer behandelt. Fast doppelt so viele wie im Jahr zuvor. Alle Betten in der Psychiatrie der Bundeswehr sind belegt, ständig lassen sich neue Verzweifelte auf die Warteliste setzen.

Paula ist damals Oberfeldwebel. Sie heißt in Wirklichkeit anders, einige ihrer vielen Freunde nennen sie aber so. Vielleicht, weil der Name gut zu ihr passt. Paula klingt nach Gemüt und Heiterkeit. Sie war immer frohen Mutes, froh und mutig. Sie war für die anderen da, ging auf sie zu, geradeaus. Viele wollten an ihrer Seite sein, Beifahrer in ihrem Panzer, weil man sich auf sie verlassen kann. Paula vergisst sich gern selbst, was nun nicht gut ist für ihre Therapie. Sich selbst zu helfen, fällt ihr schwer. Sie strengt sich an zu lächeln. Manchmal lächelt sie wie zum Trotz, auch weil sie stark sein will unter ihren männlichen Kameraden.

Paula ist in Neubrandenburg groß geworden. Nach dem Abitur macht sie eine Lehre als Anwalts- und Notarangestellte. Aus Sorge vor der Arbeitslosigkeit verpflichtet sie sich wie so viele Ostdeutsche bei der Bundeswehr, zunächst für acht, später sogar für zwölf Jahre. Immer noch möchte sie Berufssoldatin werden. Sie dient bei der »EloKa«, der Elektronischen Kampfführung, in Stadum bei Flensburg. Für ihre Therapie reiste sie nun nach Berlin.

Auf der Station erkennen sich die Neuen an ihren Tränen. Es dauert lange, bis auch Paula wagt, endlich wieder zu weinen. An einem Ort, an dem selbst die Bundeswehr erlaubt, weich zu sein. Paula sitzt in einem Therapiezimmer im zweiten Stock, die Arme verschränkt, ein Bein schützend hochgezogen. Ihre Tränen verfangen sich in ihren langen Wimpern.

Einige Studien deuten darauf hin, dass Weinen durchaus heilsam wirken könnte. Die Zusammensetzung der emotionalen Tränenflüssigkeit ist eine andere als bei sogenannten basalen oder reflektorischen Tränen, etwa wenn wir eine Zwiebel schälen. Emotionale Tränen beinhalten zum Beispiel mehr Prolaktin und Serotonin – und beides steht auch in Zusammenhang mit unserer Psyche. Emotionale Tränen scheinen sich mitunter beruhigend und regulierend auf unsere Atmung und Herzrate auszuwirken. Und noch mehr wirken sie auf das Gegenüber. Tränen sind ein emotionales Kommunikationsmittel.

Oberregierungsrätin Christina Alliger-Horn, die leitende Psychologin der Klinik, hat eine neue Box mit Einwegtüchern auf ihren Schreibtisch gestellt, neben die Engelsfigur am PC. Paula sei eine besondere Patientin, sagt die Psychologin: »Sie rührt mich an.«

Erst während dieser Sitzung in ihrer zweiten Klinikwoche überwindet sich Paula, über das zu reden, was am 16. September 2009 geschah.

An dem Tag, an dem ihr Leben danach begann.

Ich darf dabei sein. Sie erzählt, wie sie zusammen mit ihrem Beifahrer in ihrem Fuchs-Transportpanzer unterwegs ist in der Nähe von Kundus. Wie sie gar nicht bemerkt, dass Taliban-Kämpfer sie ins Visier nehmen. Die Kugeln der Kalaschnikows bleiben noch in der Windschutzscheibe stecken. Dann schlägt das Geschoss einer Panzerfaust durch die Dachluke ein. Paula bleibt fast unverletzt, doch ihr Kamerad wird am Kopf getroffen. Wie in Trance funktioniert sie, versorgt den Schwerverletzten und fährt ihn zu einem Sanitätstrupp in der Nähe. Dann steuert sie den Panzer zurück ins Lager. Sie parkt das ramponierte Fahrzeug ein, steigt aus, taumelt wie betäubt die Straße entlang. Und schaut nicht mehr zurück.

Kurz bevor sie losfuhren, wollte ihr Beifahrer ans Steuer und mit ihr den Platz tauschen. »Lass mal, ich kenne den Weg doch auswendig«, hatte Paula geantwortet. Nun sagt sie: »Hätte es doch nur mich getroffen.« Bis heute quälen sie Schuldgefühle.

Draußen, vor den Glasfronten des Klinikbaus, hängt der Winterhimmel bleiern über Berlin-Mitte. In den Ministerien ringsum debattieren Politiker damals noch über die »kriegsähnlichen Zustände« in Afghanistan, weil sie sich nicht trauen, den Krieg beim Namen zu nennen. Hunderte weitere Soldaten wollen sie demnächst an den Hindukusch schicken. Paula will sich von der Politik nicht berühren lassen. Und muss doch mit ihren Folgen kämpfen.

Paula und ihre Psychologin reden viel von Herzensdingen. Die Soldatin sagt: »Ich habe eine Traurigkeit in meinem Herzen, so tief wie keine je zuvor.« Die Therapeutin fragt: »Was stärkt Ihr Herz? Was fehlt ihm?«, mit einer Stimme, die sehr aufmerksam und nach tiefem Frieden klingt. Stets schaut sie Paula mit beinahe kindlich großen Augen an. Manchmal scheint sie über ihre Patientin zu staunen. Paula beginnt weinend zu lächeln und antwortet: »Gemeinschaft fühlt sich gut an in meinem Herzen.«

Sie fühle sich von den Kameraden in der Armee getragen, sagt sie. Ihr neuer Beifahrer, der nach dem Anschlag mit ihr unterwegs war, hielt oft ihre zitternde rechte Hand. Paula drückte so fest, dass es ihn schmerzte.

Hier nun vermisst sie ihre Freunde. Es bleibt ihr das Handy. Kaum eine freie Minute vergeht, ohne dass sie mit ihrem Daumen über die Tasten fliegt und ihren Lieben per SMS versichert, wie wichtig sie ihr sind. Dass sie bitte zu ihr halten sollen. Soziale Unterstützung ist hilfreich, um durch schwere Krisen zu gehen. Gleichwohl braucht es auch die therapeutische Einbettung, die Paula bei ihrer Rückbesinnung auf sich selbst helfen kann, wieder seelisch zu erstarken.

In der Cafeteria des Krankenhauses essen wir manchmal ein belegtes Brot. Dort läuft leider den ganzen Tag n-tv, als ich dort bin. Die wenigen Soldaten, die es noch ertragen können, schauen zu, wie der Fernseher ihnen stumme Bilder

der Kriege zuspült. Paula hat Glück, die Bilder »triggern« sie nicht, sagt sie zu mir. Sie quälen sie nicht, machen sie nicht verrückt. Sie kann auch U-Bahn-Fahrten ertragen, Menschenmassen, laute Geräusche, den Geruch von verbranntem Fleisch. Die meisten auf ihrer Station können es nicht mehr.

»Ich habe doch keinen an der Klatsche?«, fragt sie mich nach ein paar Tagen manchmal trotzdem. Hier wird sie keiner »verrückt« nennen. Aber wer weiß, was draußen passiert? Draußen, wo der wesentlich größere Wahnsinn regiert. Dort, wo viele, die es nicht besser wissen oder wissen wollen, die hier drinnen »irre« nennen.

Paula sagt: »Jetzt habe ich den Krieg überstanden, jetzt werde ich das auch noch schaffen.« Das. Als wäre ihr Leid ein Etwas. »Es ist alles okay mit mir, alles funktioniert, da ist nur diese eine Sache mit dem Anschlag, die hakt noch, die muss weg.«

Damals denkt sie wirklich noch so. Als gäbe es da bloß diese eine Sache zu reparieren in ihrer Seele, aber da ist mehr zu tun. Das ahnt sie im Jahr 2010 noch nicht. Paula lächelt ihr Durchhaltelächeln, ihr Beinahelächeln.

Sie steht im Foyer der Klinik und sieht den gläsernen Türen zu. Wenn die Lichtschranke die Pforte öffnet und schließt, klingt das metallische Geräusch ihrer Mechanik wie das ferne Sirren heranjagender Kampfjets. Verdammt noch mal. Es riecht nach Desinfektionsmittel und Krankenhaus-Tee.

Ihr Schutzengel, erzählt Paula, habe alles gut überstanden. Die Mutter hatte ihn mit ins Marschgepäck nach Afghanistan gelegt, eine kleine Plüschfigur mit goldenen Flügeln. Der Engel baumelte am Fenster ihres Panzers, er lächelte Paula zu. Und blieb unversehrt, als die Splitter in das Gesicht ihres Kameraden drangen.

Paula sagt, sie habe ihr Glück ausgereizt, sie müsse nun sparsam damit sein. Deswegen hat sie den Schutzengel auch nicht mit in die Klinik genommen. Auch nicht den Anhänger mit dem Paar kleiner Schuhe von der Freundin – und deren Widmung: »Damit du immer den Weg nach Hause findest.« Sie will alles ganz alleine schaffen. »Ich erfülle doch nur einen Auftrag«, sagt sie. Sie ist stark. Es ist ein Merkmal der PTBS, dass sie offensichtlich robuste Menschen trifft.

Psychologin Christina Alliger-Horn erklärt Paula die Krankheit mit einer Schrank-Metapher. Sie habe alle schlimmen Bilder, alle Geräusche und Gerüche in einen Schrank gestopft und zugesperrt. Sobald sie ihn öffne, stürzten all diese Dinge wieder auf sie ein. Ziel der Therapie sei es, dass Paula all diese Bilder ordne und in den Schrank einsortiere, sodass sie ihn jederzeit wieder öffnen könne. Ohne dass sie zittert, bebt und hadert. Momentan, und auch das ist typisch für PTBS, geht es Paula nur um Vermeidung. Sie braucht all ihre Stärke, um den Schrank zuzuhalten.

Am nächsten Tag sitzen wir beide im Sprechzimmer des Chefs der Psychiatrie. Dort steht der Götterbote Hermes aus Bronze. Die Figur scheint über dem Schreibtisch zu schweben, die personifizierte Leichtigkeit. Dr. Peter Zimmermann, der Arzt im Range eines Obersten, hilft, dass den einst schwer Mutigen und heute Schwermütigen wieder leichter zumute wird. Er war selbst in Afghanistan: »Ich kenne das Gefühl, wenn man einschläft und nicht weiß, ob man morgens wieder erwacht.«

Oberstarzt Zimmermann besitzt die Statur eines Goliath. Er misst zwei Meter, seine Haare sind hellblond, er trägt eine weiße Uniform mit Schulterklappen, auf denen drei Silber-Sterne und Eichenlaub prangen. Wie ein freundlicher

Riese sitzt er vor seinen Patienten und fragt sie: »Darf ich Sie trösten?« Dann erst legt er seine Hand auf ihre Schulter, deckt sie mit ihr förmlich zu.

Er sagt: »Ich bin kein Pazifist. Aber der Mensch ist nicht für den Krieg konstruiert.«

In Zimmermanns Sprechzimmer ist ein wenig Putz von der Wand geplatzt. Einige Soldaten sind in Momenten großer Not mit ihren Stuhllehnen an die Wand gekracht. Sie rutschten hin und her, als wollten sie sitzend fliehen.

Sehr gerade stellt sich Paula auf, als der Oberstarzt bei seiner wöchentlichen Visite ihr Zimmer betritt. Paula schaut zu ihm auf, und doch ist keine Spur von Unterwürfigkeit in ihrem Blick und ihrer Stimme. Beim Hinausgehen lächelt Zimmermann und sagt: »Wir haben hier eine Patientin mit guten Ressourcen.«

Und doch suchen Paula Albträume heim, die schlimmer sind als ihre Erlebnisse. Im letzten hatte ihr Beifahrer seine Beine verloren. Der Traum webt sich den ganzen Tag lang in ihre Wirklichkeit. So sehr, dass sie sich fragt, ob ihr Kamerad nun im Rollstuhl sitzen muss.

Dabei hatte sie in den Tagen zuvor die »Stabilisierungsphase« hinter sich gebracht, in Gruppen mit anderen PTBS-Soldaten gesprochen, die beruhigende Wirkung von Aroma- und Lichttherapien gefühlt. Ein Arzt hat ihr Nadeln in ihre Stirn, ihren Kopf, ihren großen Zeh gesteckt. Die Akupunktur sollte ihrem Körper helfen, sich zu entspannen für die harte Trauma-Arbeit. Paula hat geübt, sich innerlich einen »sicheren Ort« anzulegen, wie es die Psychologen nennen. Für Paula ist es ihre geliebte Wellness-Therme daheim. Ein Seelen-Schlupfloch. Eine Oase für die Wüste von Afghanistan.

In ihrer fünften Sitzung wollen die Psychologin Alliger-Horn und Paula den Schrank der Erinnerungen öffnen.

Die Therapeutin ermuntert Paula, gleich zu Beginn ihre schlimmsten Bilder hervorzuholen. Das zerschmetterte Gesicht ihres Beifahrers. Die mit Blut gesprenkelte Fahrerkabine.

Wie zu einem Schwur hält Alliger-Horn nun ihre Hand vor Paulas Augen und bittet ihre Patientin, bei den Erinnerungen zu bleiben und zugleich ihrem Zeige- und Mittelfinger zu folgen. Wie ein Pendel schwenken sie vor Paulas Augen hin und her. Die Ärztin beginnt mit dem »Eye Movement Desensitization and Reprocessing«, der EMDR-Therapie. Die Methode soll Paulas Gehirnhälften wechselseitig stimulieren, sie desensibilisieren und einen Verarbeitungsreflex in Gang setzen. Die EMDR-Technik erinnert an die REM-Schlafphase, in der sich die Augen des Träumenden schnell hin und her bewegen und in der er seine Erlebnisse verarbeitet.

Die Psychologin führt Paula ihre Schreckensbilder im Wortsinn wieder vor Augen. Sie soll lernen, sie auszuhalten, ein Leben lang. Zu Beginn sind es nur zehn Sekunden. Sie dehnen sich für Paula, sie quälen sie. Sie erschaudert, schluchzt, ihr Atem wird flach. »Durchatmen, es ist alles gut«, beruhigt die Psychologin und bittet Paula, das Bild wieder auszublenden. Die Soldatin beginnt zu sprechen, ganz aus der Tiefe des Erlebten: »Ich würde mich gern nicht mehr schuldig fühlen, würde die Bilder gern löschen. Glauben Sie, dass ich alles gegeben habe, was möglich war?«

Paula bebt. »Der Schmerz kommt immer in Wellen«, beruhigt Alliger-Horn, »Sie sind nun in einer Welle. Was wünschen Sie sich gerade?« Paula antwortet leise: »Ich wünsche mir Anerkennung, dass ich alles richtig gemacht habe. Aber da war niemand.« Alliger-Horn nickt verständig.

Psychologen wie Alliger-Horn und Psychiater wie Zimmermann setzen die EMDR-Methode im Rahmen der psychotherapeutischen Interventionen ein. Sie versprechen keine hundertprozentige Heilung, aber sie weisen Wege. Und kämpfen gegen die Vorurteile, die den Trauma-Erkrankten vor allem innerhalb der Bundeswehr begegnen. Viel haben sie bereits erreicht, kaum jemand nennt die Seelenverwundeten heute noch schwach oder feige. Viele Patienten verehren ihre Helfer auch für diesen öffentlichen Beistand, nicht nur den seelischen. Auf den Fluren haben Soldaten eingerahmte Dankesgedichte hinterlassen.

Es sieht so aus, als könnte Paula ihren ganz eigenen Krieg gewinnen, ihre Chancen dafür stehen gut.

Abends liegt sie auf ihrem Bett, hört House-Musik und surft mit ihrem Laptop, in dem sie auch ein Nachrichten-Video vom Anschlag gespeichert hat. Noch ist sie nicht so weit, dass sie es ansehen könnte. Lieber malt sie sich aus, wie sie ihre neue Wohnung in Flensburg einrichten wird.

Kurz vor dem Anschlag hatte ihr Freund, mit dem sie zusammenlebte, Schluss gemacht. Mit einer einzigen SMS. »Ich habe nie mehr etwas von ihm gehört, auch nicht, als die Sache in den Nachrichten kam.« Sie klagt nicht über diesen zweiten Schlag. Sie erzählt stattdessen, wie sie sich auf das neue Sofa freut. Pink wird es sein, natürlich. Eine Spezialanfertigung. Schon bald will sie ihre neue bunte Welt gegen die alte mit den Tarnfarben eintauschen: »Ich will wieder in einen Einsatz gehen.«

Auf den Fluren des Bundeswehrkrankenhauses begegnen ihr jeden Tag Soldaten in allen möglichen Uniformen. Junge Männer, gebeugt an Krücken, mit vernarbten Gesichtern, einige, die verwirrt auf und ab laufen. Deutschland hat wieder Veteranen und Kriegsversehrte, auch wenn es sich nicht allzu sehr für sie interessiert.

Paulas ehemaliger Beifahrer und bester Kamerad ist einer von ihnen. Die Ärzte nähten sein Gesicht und seinen Arm wieder zusammen. Viele weitere Operationen stehen noch aus. Doch heute schon kann er Paula im Bundeswehrkrankenhaus besuchen. Sie rennt ihm entgegen. Für einen Moment scheint sie alles um sich herum zu vergessen. Selbst die Narben im Gesicht von »Hitch«, wie sie ihn nennt. Die kahlen Stellen, die die Brandwunden auf seinem Schädel hinterlassen haben.

Hitch sagt ihr, wie stolz er auf sie ist, dass sie damals drei Tage lang an seinem Bett im Lazarett in Masar-i-Scharif gewacht hat. »Nun bin ich halt für dich da.« Zum Abschied halten sie sich an den Händen. Er sagt, dass er sie bewundert, wie sie das alles aushält. Hitch lächelt dabei, so gut es geht, denn jedes Lächeln schmerzt in seinem vernarbten Gesicht.

Er sagt, dass er nicht mit Paula tauschen möchte und dass er mehr Glück gehabt habe als sie. Er erinnert sich nämlich nicht mehr an den Anschlag.

Als ich dieses Buch im Jahr 2022 schreibe, frage ich Paula, wie es ihr heute geht. Ich habe die Fotos von ihr auf Facebook gesehen und mich gefreut, dass sie von ihrem Glück erzählen, von ihrer Hochzeit und der Geburt ihres Kindes. Sie ist immer noch Soldatin.

Paula erzählt mir, wie sie nach der Therapie versucht hat, irgendwie allein klarzukommen, sei es privat oder dienstlich. »Ich habe funktioniert, nicht gut, aber es ging irgendwie, man ist über die Runden gekommen.« Am Wochenende stürzte sie sich in Partys, fand wenig Schlaf und dachte, dass das »völlig normal nach so einem traumatischen Erlebnis ist«. Dass es ihre Art sei, alles zu verarbeiten. Sehr viel später erst sah sie ein, dass sie noch lange nicht so weit war, »alles allein zu schaffen«. Die Bundeswehr erlaubte ihr umzuziehen. In ihrer neuen Stadt lernte sie ihren damaligen Ehemann kennen und lieben. Auch er ein Soldat.

Anfang 2011 wurden beide nach Hessen und sogar in die gleiche Einheit versetzt. Man kannte Paula dort schon, denn diese Truppe war zeitgleich mit ihr im Einsatz gewesen. Und die Kameraden waren gut zu ihr, verständig. »Ich hatte viel Narrenfreiheit ... Aber ich bin auch bis heute sehr gut im Verdrängen.« Dieses Eingestehen ist ein wichtiger Schritt auf dem Weg, um seelische Widerstandskraft zu gewinnen, denn vor allem anderen steht die Erkenntnis: sich bewusst zu machen, was man noch nicht kann und diese Schwächen anzunehmen.

2012 ist sie tatsächlich noch mal in den Einsatz gegangen, gemeinsam mit ihrem Mann. Sie glaubte, gerade dadurch den alten Schrecken vergessen und »mit den Dingen abschließen« zu können. Zum Glück verlief diese Zeit ohne »Zwischenfälle«. 2013 kam ihre Tochter auf die Welt. »Es schien alles perfekt.«

Als sie 2014 aus der Elternzeit zurückkehrte, kämpfte sie lange darum, dass die Bundeswehr ihr PTBS als Wehrdienstbeschädigung anerkennt. Denn damals wollte sie die Armee verlassen und hätte ohne diese Anerkennung keine Chance im zivilen Leben gehabt, krankenversichert zu werden. Sie entschied sich dann doch zu bleiben, sogar als Berufssoldatin. Endlich, im Jahr 2017, erkannte die Bundeswehr ihre Wehrdienstbeschädigung an.

Paula hat sich für das Leben bei der Bundeswehr entschieden, weil es ihr einfacher schien, in der Armee neu Fuß zu fassen, »als da draußen, in einer Gesellschaft, die mit PTBS wenig am Hut hat oder in der das Thema eher totgeschwiegen wird«.

Genau diese gesellschaftliche Verdrängung erschwert Menschen wie Paula, die eigene Verdrängung aufzuarbeiten, denn wie soll man etwas aufarbeiten, was in den Augen so mancher gar nicht so wirklich existiert? Das macht die ernsthafte Annahme der Umstände und des Gesehenwerdens in ihrem Leid fast unmöglich. Weil es daran hindert, sich selbst einzugestehen, dass einem Furchtbares widerfahren ist, es so nicht weitergehen kann und man Hilfe braucht. Mehr Akzeptanz in der Gesellschaft würde dazu führen, sich weniger sonderbar, als Einzelfall oder schwach zu fühlen.

Paula sagt, es sei ihr bis heute peinlich, diesen »Stempel« zu tragen. Es braucht Zeit, bis sie jemandem vertraut und überhaupt von ihrer Krankheit erzählt.

Und dann wechselte in ihrer Einheit der Chef. Als sie sich ihm anvertraute, ließ er Paula allein. »Einsatzgeschädigt« zu sein, das war für diesen Vorgesetzten ein Zeichen von Schwäche. »Meine kleine Welt brach zusammen, denn bisher hatte ich meine Krankheit immer geschickt verschwiegen. Nur eine Handvoll Kameraden wusste davon, und das war gut so. Diese Menschen standen immer hinter mir oder haben mir eben den Rücken freigehalten.«

So kam es, dass Paula 2016 einen Rückfall bekam und wieder für mehrere Wochen ins Bundeswehrkrankenhaus eingeliefert wurde. Die ganze Therapie durchlief sie von vorn, glücklicherweise mit den gleichen Psychologen. »Das war die richtige Entscheidung«, sagt sie heute, »denn wie ich schmerzlich erfahren durfte, war ich gar nicht so sattelfest, wie ich dachte. Es geht nur so lange gut, bis einer daherkommt und alles wieder aufwühlt.«

Nun lernte sie, sich wirklich ihrer Vergangenheit zu stellen. Bis heute sucht Paula psychotherapeutische Unterstützung. Das ist gut. »Aber das Schlimme daran ist: Ich kann mich bis heute an jedes Detail erinnern, mein Kopf will es einfach nicht vergessen …«

Da ist immer noch dieser Schmerz in ihrem Herzen. »Mein Therapeut und ich tasten uns langsam vor, aber in die

Tiefe konnten wir noch nicht gehen. Die Phasen, um stabilisiert zu werden, sind sehr langwierig. Die kleinsten Einflüsse im Dienst werfen mich aus der Bahn und lassen mein mühsam aufgebautes Gerüst brechen.«

Es fällt Paula bis heute sehr schwer, zu akzeptieren, dass sie keine Schuld an dem Beschuss hatte, dass sie nichts hätte ändern können. Bis heute verfolgen sie die Geräusche in ihren Träumen.

»Der 16. September 2009 bestimmt mein Leben bis heute. Der Tag hat sich in meinem Gehirn verankert, ob ich will oder nicht. Ich hatte nicht die Kraft, damit allein klarzukommen. Ich brauche Hilfe bis heute.«

Und so sehr sie ihn auch liebte – mit ihrem Mann konnte sie nicht über das, was war, reden. »Und das, obwohl er mich mit meiner Macke geheiratet hat und lange Zeit hinter mir stand. Es fiel mir immer schwerer, ihm zu sagen, wie es ist, so eine große Angst und Traurigkeit in mir zu haben. Vielleicht hätte er es verstanden, aber ich habe alles mit mir allein ausgemacht, vielleicht auch, weil ich ihn schützen wollte«, glaubt Paula. Mittlerweile hat sie sich getrennt von ihm. Zu sehr hatte er sich von ihr entfernt und sie einmal auch sehr enttäuscht, sagte sie.

Bei Kleinigkeiten schon steigt in Paula bis heute Wut hoch, am schnellsten, wenn es um Ungerechtigkeiten geht. Meistens spürt sie aber im selben Moment, dass das nicht richtig ist. Ihre Tochter ist zum Glück sehr robust und lässt sich dadurch nicht beunruhigen. »Aber sie ist ja auch noch zu klein, um die Hintergründe zu kennen.«

Freunde wählt Paula heute sorgfältiger aus. »Es ist nicht leicht, aber man lernt damit zu leben. Mein Therapeut sagt immer wieder, ich bin stark und wir bekommen das hin, aber es dauert eben seine Zeit.«

Sie möchte lernen, dass sie nichts zu befürchten hat, wenn

sie über ihr Trauma spricht. »In meinem Kopf ist es nach wie vor ein Thema, für das man noch immer verurteilt wird. Aber ich möchte es schaffen ... Und wenn es eben noch einmal zehn Jahre dauert.«

Vielleicht wird es daher noch lange keinen normalen Alltag in ihrem Leben geben. Fährt sie heute zum Beispiel mit der Bahn, dann lehnt sie sich nicht zurück in ihrem Sitz, nein, dann prägt sie sich während der Fahrt lauter Details ein. Etwa, was ihr Sitznachbar anhat und wie er aussieht, denn es könnte ja sein, dass sie ihn einmal beschreiben muss.

Nachts lässt sie jedes kleine Geräusch hochschrecken. »Immer bin ich in erhöhter Alarmbereitschaft.« Deswegen überlegt Paula, sich einen ausgebildeten Therapiehund anzuschaffen, der diese »Alarmbereitschaft« für sie übernimmt und sie ruhiger schlafen lässt.

Ihre Haustür muss immer abgeschlossen sein, alle anderen Zimmertüren aber bleiben sperrangelweit offen stehen, weil sie gleich bemerken will, wenn etwas Ungewöhnliches passiert.

Paula hat auch Angst vor Durchzug, deswegen lüftet sie ihre Wohnung immer nur von einer Seite, ganz vorsichtig. Denn das hat sie mit fast allen gemein, die seelisch krank heimgekehrt sind aus einem Krieg. Eines können sie alle nicht ertragen: Türenknallen. Es klingt wie Schüsse.

Jennys blaue Blumen

Wie sich die ehemalige Zwangsprostituierte Jenny befreite und ihr Glück fand

JENNYS LEBEN DANACH, das sind die Magnolienblüten an ihren Armen.

Ich fuhr damals zu ihr über den Fuldaer Hauptbahnhof. Von dort ging es weiter mit zwei Vorortzügen in ihr Dorf. Wenn ich seitdem irgendwann im Frühling wieder einmal im Zug sitze und draußen die Magnolien blühen sehe, erinnern sie mich an Jenny. Denn die Blüten, die sie tätowiert auf ihren Armen trägt, sind Jennys Symbol. Ihr Sinnbild für Hoffnung.

Ihre Hoffnung nach der Hölle.

Für ihr Glück nach dem Abgrund.

Für die Zeit, die ihr im wahrsten Sinne des Wortes unter die Haut ging. Dort, unter ihrer Haut, werden die Blumen bleiben. Und mit ihnen etwas von Jennys Unglück. Aber mehr noch von ihrem Glück nach dem Unglück. Denn Blumen sind doch Glück.

Und es sind nicht nur ein paar, nein, Jenny hat ihre beiden Arme von lauter Blüten vollranken lassen. Da ist keine freie Stelle mehr.

Die Blumen auf ihren Armen trägt sie mit Stolz. Sie erinnern sie an ihre Verwandlung. Jenny hat sie sich stechen lassen, als sie endlich frei war.

Als sie ihre Haut gerettet hatte.

Hunderte Männer hatten diese Haut berührt und benutzt. Nun sind da nur noch blaue Blüten. Sie blühen in der Farbe der Tattoo-Tinte.

Erst gegen Ende unserer Begegnung traue ich mich, sie zu fragen, warum es so viele sein mussten. Jenny lächelt, krempelt die Ärmel ihrer Jeansjacke hoch und hält mir ihre ausgestreckten Arme entgegen. »Siehst du jetzt warum?«, fragt sie. Und tatsächlich erkenne ich, was die Tattoos verbergen.

Jennys Blumen verstecken die Narben ihrer Leidenszeit. So eingraviert sind sie, dass die Tinte der Tätowierungen sämtliche Spuren vertuscht. Nur wenn das Sonnenlicht auf sie fällt, sieht man die Schatten der alten Zeit noch, wie sie sich erheben. Das Narbengewebe. Es stammt aus der Zeit, in der Jenny sich nicht mehr spüren konnte, weil sie ihre Haut zu Markte tragen musste. Weil sie in den Augen der Männer, die damals glaubten, sie zu besitzen, nur eine Ware war. Eine, mit der sie viel Geld verdienten.

Jenny, so soll sie in diesem Buch heißen, musste sich schon mit 15 Jahren an Männer verkaufen. Sie war als Teenager eine Zwangsprostituierte. Eines jener Mädchen, von denen in Deutschland schätzungsweise 10 000 leben.

Seit ich Jenny vor ein paar Jahren kennengelernt habe, weiß ich, wie sehr wir Männer uns eigentlich schämen müssen. Denn bis ich bei ihr am Küchentisch saß, hatte ich mir als Mann, sogar als einer, den manche für sensibel halten, viel zu selten und viel zu flüchtig vorgestellt, was es bedeutet, seinen Körper zu verkaufen.

Ich weiß noch, wie das anfing. Wie ich als halbstarker Junge Hans Albers' Lied hörte von der »Reeperbahn nachts um halb eins« und wie lustig und verwegen doch dort das Seemannsleben sei, wenn man sich eine Frau von seiner Heuer anlachte. Ich liebte das Lied und liebe Hans Albers bis heute. Aber ich dachte mir damals auch nichts weiter und malte mir all das, was er da besang, in bunten Farben aus. In jenen, in die das Geschäft auf Kosten der Frauen bis heute getaucht wird. Am liebsten in ein tiefes Rot. Denn Rot macht nicht nur an, sondern Rot verwischt auch ein wenig von der Erbärmlichkeit und dem Elend. Von der Armseligkeit in diesem Big Business. Rot ist der Weichzeichner dieses knochenharten Geschäfts. Das weiß ich aber erst heute.

Als Volontär erlebte ich noch die Zeit in den Redaktionen, als es in jeder von ihnen eine Dunkelkammer gab. Wenn ich von einer Recherche mit einem Fotografen zurückkehrte, nahm er mich manchmal mit in diese Dunkelkammer, und zusammen suchten wir dort die besten Motive aus. Doch alles, was man dort sah, hatte diesen surrealen Schleier des Rotlichts über sich. Alles, was vor ein paar Minuten noch sehr wahr und real war, verschwamm in dieser Kammer in einem schummrigen Glanz, der alles in ein anderes Licht tauchte.

Und fast so stellte auch ich mir viel zu lange jene Rotlichtwelt vor. Die mir, so viel wusste ich dann doch, sicherlich rau und halbseiden, aber doch auch sonderbar verklärt schien. Ich hatte diese Klischees verinnerlicht, die man halt haben soll von der Prostitution – wenn es nach Zuhältern und Puff-Stammkunden geht. Denn schließlich handelt es sich ja um »Freudenhäuser«.

Wann immer und von wem dieses Wort ausgedacht wurde – das Leiden der Frauen in diesen Häusern wurde schon beim Wortschöpfen verleugnet.

Die rote Liebe ist lieblos.

Mein recht typisches Männer-Bild von der roten Liebe bröckelte erst, als ausgerechnet die Ressortleiterin einer Zeitung eine Reportage aus einem Bordell von mir wollte. Nicht weil sie selbst an diesem Thema interessiert war, sondern der

Chefredakteur, der wiederum sehr an meiner Ressortleiterin interessiert war. Und die erfüllte ihm all seine Wünsche.

Es waren die 1990er-Jahre, und die neueste Idee in der Sexindustrie waren sogenannte »All inclusive«-Puffs. Inspiriert vom Saturn-Slogan »Geiz ist geil« kamen die Luden auf die Idee, dass ihre Kundschaft vielleicht nicht nur beim nächsten Kauf eines Fernsehers fuchsen wolle, sondern auch beim Kauf einer Frau. Die Love-for-sale-Flatrate war erfunden. Für 100 Euro Eintritt so oft wie Mann will.

Ich recherchierte und sah zum ersten Mal in meinem Leben hinter die Fassade der Etablissements. Die Frauen dort waren misstrauisch, aber mutig und erzählten mir von ihrem wahren Leben. Was sie an diesen Kraterrand getrieben hatte und wieso sie nicht wegkamen von dort. Das hatte mich bewegt. Aber mir war es auch peinlich, wie ich mir als junger Mann diese Halbwelt bis dato ausgemalt hatte.

Nun erzählten mir die Frauen von ihren Ängsten, ihren Abgründen. Als ich merkte, wie zögerlich sie das taten und wie gehemmt, meinte ich, dass doch sicherlich ein paar ihrer Kunden sie dann und wann recht ähnlich eben danach gefragt hätten. Da schwiegen die Frauen lange. Ich setzte nach: »Ein paar werden doch nach eurer ganz eigenen Geschichte gefragt haben? Nach eurem Leben. Oder wenigstens, wie es euch geht?« Und da antworteten die Frauen: »Nein, uns hat hier noch nie einer so was gefragt.«

Dieser Satz lässt mich bis heute frieren.

Es bleibt eisig im Rotlicht. Seit dem gut gemeinten neuen Prostitutionsgesetz aus der rot-grünen Regierungszeit im Jahr 2002, das die Lage der Frauen verbessern sollte, blüht in Deutschland nicht nur die Prostitution, sondern stetig und unverhohlener noch die Zwangsprostitution. Die Grenzen zwischen beidem verwischen immer mehr. Ein einziger Blick in die Rotlichtseiten im Netz aber dürfte jedem, der noch daran zweifelt, klarmachen, was da in unserem ach so gesitteten Land hinter den bunt blinkenden Fassaden tobt. Mit einem Klick auf die Webseiten kann jeder Mann unter Hunderten meist osteuropäischer Mädchen seine Stundenfrau erwählen. Die Auswahl von »sexy Swetlanas« oder »naturgeilen Natalyas« ist groß.

Etwa eine Million deutsche Männer kaufen Tag für Tag eine Frau. So hart sang es Grönemeyer in seinem »Männer«-Lied, und so fühlt es sich leider auch oft an.

Der von den Luden sogenannte »Markt« besteht längst zu weiten Teilen aus osteuropäischen Prostituierten. Je weiter weg von Mitteleuropa, umso besser für die Puffbetreiber. Denn an Europas Rändern treibt die nackte Not die Frauen in die Hände der Menschenfänger.

Es mag Frauen geben, die tatsächlich freiwillig diesem »Beruf« nachgehen, weil sie entweder nicht in der Gewalt eines Zuhälters sind oder weil sie die Arbeit fernhalten oder abspalten können von ihrer Seele. Beides ist selten. »Das ist längst die Minderheit«, sagt Jenny. Die Mehrheit der Frauen gibt ihren Körper her, weil sie dem Elend ihrer Heimat und Herkunft entfliehen wollen. Und dann in ein neues geraten. Mitten unter uns.

Die scheinbar zwielichtige und in Wahrheit meist knallhart kriminelle Schattenwirtschaft im wohlhabenden Deutschland lechzt ständig nach neuer Ware.

Und so dringen die Zuhälter und Menschenhändler immer tiefer nach Rumänien und Bulgarien und noch weiter vor, um ihren eigenen und den Bedarf ihrer Kunden zu befriedigen. Nicht nur jenen an billigen Dienstleisterinnen, sondern auch gerne an immer jüngeren Frauen.

Jenny war eine von ihnen. Sie ist eine ausnehmend schöne Frau. Was alles nur noch schlimmer machte für sie.

Jenny ist eine Frau, deren Leben sich von einem Tag auf

den anderen veränderte. Und die sich heute befreit hat aus dem Abgrund. Und die anderen Frauen Mut macht, sich zu befreien.

Der Weg zu ihr führt mich vor ein paar Jahren in ein hessisches Kleinod wie aus einer Werbung für Biojoghurt. Gleich hinter der Dorflinde links liegt Jennys Häuschen. Der Saum eines Weizenfeldes brandet bis in den Vorgarten, dahinter umarmt der nahe Waldrand die Idylle. Als ich sie treffe, ist Jenny 37 Jahre alt.

Sie öffnet mir die Tür mit Schwung und einem Lächeln, das mich verblüfft, weil es so unverstellt und vertrauensvoll ist. Sie zeigt mir das Haus, dessen Wände sie gelb, rot und grün gestrichen hat. Dann serviert sie Kuchen und zündet Kerzen an. Sehr gerade am Tisch sitzt eine Frau mit Herzlichkeit im Blick. Alles um sie herum nimmt sie mit großer Zugewandtheit wahr. Sie schaut aus dem Fenster auf Bäume und Felder, als würde sie sie zum ersten Mal sehen. »Ist die Aussicht nicht wunderbar? Dieser Blick macht mich glücklich!«, sagt sie.

Nichts Gekünsteltes oder Voreingenommenes ist an ihr. Stattdessen spricht und denkt sie geradeheraus. Jenny wirkt auf mich, als lebe und hole sie gerade zeitversetzt all das nach, was sie einst verlor und versäumte.

Ich frage sie genau die eine Frage, die ich damals den Frauen im Bordell gestellt hatte. Wie oft die Männer, die Jenny damals berührten, sie nach ihrer Geschichte gefragt haben? Oder einfach, wie es ihr geht? »Nein, das hat keiner«, sagt sie und schüttelt lächelnd den Kopf. Ich hake nach: Haben diese Männer sich denn manchmal immerhin dafür interessiert, woher sie kam oder wieso da eine 16-Jährige neben ihnen lag? »Nein, auch danach hat mich keiner gefragt«, antwortet sie und behält dabei ein Lächeln, dem man ansieht, dass sie verzeihen möchte.

Sie trägt einen kleinen Stein in der Farbe ihrer Augen über ihrer rechten Augenbraue. Wenn sie lächelt und die Sonne in ihr Wohnzimmer scheint, blinkt der Stein.

Heute spüre sie sich wieder, sagt sie. Verwunden hat sie die Zeit, als diese tausendfach Berührte von nichts mehr berührt wurde, weil sie kaum mehr etwas fühlte. Der Schmerz ihrer Seele hatte ihren Körper taub werden lassen. Und so ritzte sie sich den unablässigen Schmerz in ihre Unterarme ein. Schon als Kind brachte sie sich die Wunden mit Rasierklingen bei, flehte um ein bisschen Aufmerksamkeit, die ihr die Mutter immer versagte. Ausgerechnet sie trieb ihre Tochter in die Prostitution.

Ich frage Jenny, was denn aus dieser Zeit in ihrem Leben geblieben sei? Ob sie etwas besitze, was sie erinnere? Doch da ist nichts, was ihr blieb aus ihrem alten Leben in Rumänien. Kein Gegenstand, nicht einmal ein Koffer, mit dem sie mit 16 Jahren nach Deutschland, nach Augsburg floh. Als sie hoffte, hier frei zu sein. Hier nicht mehr an Zuhälter zu geraten, die sie förmlich einsperrten in ihren Bordellen, so wie sie es zuvor in Rumänien nahe Jennys Heimatstadt getan hatten.

Deutschland hatte so verheißungsvoll gewirkt. »Ich wollte hier mein Leben, meine Gesundheit und meine Seele retten.« Und doch sollte sie erst einmal genauso ausgeliefert sein wie in ihrer Heimat, blieb in den Fängen von Luden, die bestens vernetzt waren, auch über die Grenzen hinweg und die sich die weibliche »Ware« gegenseitig zuschoben.

In Deutschland leben und verdienen die Menschenverkäufer und Zuhälter in Zeiten der »Flatrate-Bordelle« und »Geiz ist geil«-Puffs noch besser an ihren Opfern als in Osteuropa. An Mädchen wie Jenny. Mitten in einem Land, in dem alles so sehr mit Recht und Ordnung zugeht. Nur nicht, wenn es sich um Frauen handelt, die zum Sex gezwungen werden.

Deutschland leistet sich immer noch eine Grauzone. In keinem anderen Land Europas boomt der Markt mit Mädchen und Frauen aus Polen, aus Tschechien, aus Rumänien derart. Sextouristen reisen von überall her nach Deutschland. Nach Schätzungen der OSZE bringen Menschenhändler jedes Jahr zwischen 120 000 und 500 000 Frauen von Osteuropa nach Westeuropa und zwingen sie zur Prostitution.

Als ich sie damals besuche, plant sie gerade, künftig für eine Organisation zu arbeiten, die Frauen und Mädchen einen Ausweg zeigt: »Denn eines weiß ich: Niemand verkauft seinen Körper gern.«

Als ich damals bei ihr bin, ahnen ihre Bekannten und Kolleginnen noch nichts von ihrer Vergangenheit. Ihr »Outing« steht ihr noch bevor, aber sie fürchtet sich nicht davor. Im Gegenteil, man sieht ihr an, wie sie sich für diesen Aufbruch lange vorbereitet hat. Und wie sie nun bereit ist, zu erzählen von ihrem alten Leben.

In ihrem Dorf wird sie damit beginnen. Die Nachbarn mögen sie wegen ihrer Heiterkeit. Wenn Jenny mit ihren beiden Hunden durch die Gassen geht, trägt sie ihr Lächeln mit sich. Die Landschaft vor ihrem Häuschen teilt sich in grasgrüne Hügel und tiefgrüne Wälder auf. Ein Bach bahnt sich durch den Ort. Trauerweiden säumen ihn und werfen lange Schatten. An den Fachwerkfassaden scheint die Zeit hängen geblieben zu sein. Jenny nährt sich Tag um Tag an diesem Idyll, sie atmet es förmlich ein und wieder aus und seufzt: »Ich liebe diese Normalität. Nach nichts hatte ich mich mehr gesehnt als nach ihr.«

Sie erinnert sich, wie ihre Eltern, beide Trinker, sie schon als kleines Kind grausam misshandelten. Wie ihre Mutter sie erst in die Jugendkriminalität, dann in die Prostitution zwang, um an ihr zu verdienen. Wie sie versuchte, sich umzubringen. Wie sie die Sehnsucht zu fliehen bis nach

Deutschland trieb. In die Arme der Männer, die vorgaben, die immer nur Schutzlose beschützen zu wollen. Die sie dann aber als ihre Zuhälter ausbeuteten.

Jenny erinnert sich auch an die vielen anderen Männer. Wie ignorant und doch fantasiebegabt viele ihrer Freier waren: »Sie alle glaubten, ich tue das, weil es mir Spaß macht.«

Die uralte Legende, dass die meisten Frauen diesen »ältesten Beruf der Welt« freiwillig ausüben, lebt bis heute. Sie wird lebendig gehalten. Dass in Bordellen außer den Körpern bestenfalls Illusionen verkauft werden, wollte keiner ihrer Kunden wahrhaben. »Wenn über jede Bewegung, jeden Ablauf verhandelt wird, ist das doch kein Geschenk, dann ist das ein Geschäft«, sagt Jenny. In diesem Geschäft versteckte sie wenigstens einen Teil ihres nackten Selbst unter einer Perücke.

Eine Art Tarnkappe, um sich nicht mit Haut und Haaren herzugeben. Ihre echten Haare unter den schwarzen falschen trug sie damals kurz. Ihre Mutter hatte sie abgeschnitten, um die Tochter zu erniedrigen. Mit der Perücke vermochte Jenny die Männer zumindest millimeterweit auf Abstand zu halten, genauso wie mit den Kondomen, sagt sie. Und auch mit Alkohol und Drogen. Sie betäubten ihre Sinne, wenn sie sinnlich sein sollte. »Am schlimmsten waren die Geschäftsleute, die mit anderen ins Bordell kamen und feierten. Sie glaubten, sich alles kaufen zu können, und hatten die höchsten Ansprüche. Und das bei großer Gefühlskälte.«

Jenny versteckte sich oft in einem Winkel des Bordells, wenn sie kamen. Es waren meist jene Typen, die, wenn sie allein zu ihr kamen, erstaunlich schnell in sich zusammensanken. »Manche von ihnen saßen weinend auf der Bettkante.« Sie weinten nicht, weil sie gerade ein minderjähriges Mädchen ausgenutzt hatten, sondern sie beweinten sich selbst. Jennys Lächeln will wieder verstehen: »Sie zeigten nur Gefühle für sich.«

Doch als hätte sie nie in diesem Abgrund gelebt, begegnet sie den Menschen heute mit einem Vorschuss an Vertrauen. Sie arbeitet in ihrem Dorf im nahen Jugendheim und hilft benachteiligten Mädchen und Jungen. Sie will, dass keiner von ihnen seinen Halt verliert. Und die Kinder hängen an ihr. Vielleicht, weil bis heute etwas Jugendliches von Jenny ausgeht.

Als wäre ihre eigene Kindheit damals nie zerstört worden. Sie ist trotz allem wieder heil geworden und hat den Menschen, der zerbrach, wieder zusammengesetzt.

Wie fest Jenny heute steht und wie gründlich sie ihr Gestern aufgearbeitet hat, verraten ihr ihre Träume: Lange fantasierte sie nachts ihren eigenen Tod. Wie es Menschen manchmal tun, die noch einmal von vorn anfangen, ein neues Leben beginnen und das alte im Traum begraben.

Jenny hat den Fluch ins Gegenteil verkehrt. Sie sagt: »Ich danke diesem Land, dass es mich aufgenommen hat. Das hat mir mein Leben gerettet.« Sie bekam Hilfe von den Behörden, von Fremden – und von dem Freund eines Zuhälters. Einem Mann, dem ersten, der es gut mit ihr meinte. »Ich hatte so eine Sehnsucht danach.« Sehnsucht nach einem Mann, der sie wie seine Frau beschützt, nicht wie ein Zuhälter seine Hure.

Dieser Mann half ihr aus dem Milieu heraus, er verliebte sich in Jenny. Er heiratete sie, da war sie 18 Jahre alt. Zusammen bekamen sie einen Sohn, der seiner Mutter wie ein bester Freund ist. »Für ihn lebe ich, ich gebe ihm alles, was ich damals vermissen musste.«

Heute ist Jenny mit ihrem Retter nur noch befreundet und mit einem anderen Mann verheiratet. »Ihm bedeutet es nichts, was war. Er sieht mich nur im Heute.«

Bis heute aber vermisst Jenny die Liebe jener Frau, die sie dazu brachte, sich selbst zu verkaufen. Doch sie hat gelernt, mutterseelenallein zu sein. Immer wenn Jenny dieses Nichts überkommt, hüllt sie sich ein in ihre Erinnerungen an ihre geliebte Großmutter. Zu ihr rannte sie, wenn sie es zu Hause nicht mehr aushielt.

Sie riecht wieder den »Duft ihres frisch gebackenen Erdbeerkuchens«. Sie hört, wie die Oma »meinen Namen ruft«. Sie spürt die »frisch gewaschenen Kleider«, die sie für sie herauslegt. »In den schrecklichsten Momenten meines Lebens haben mir die Bilder meiner Großmutter Kraft gegeben, nicht aufzugeben.«

Und wenn sie danach die Augen wieder öffnet, blickt sie auf die Blumen unter ihrer Haut.

Jenny fährt mit ihrem Zeigefinger an den Blütenblättern entlang. »Sie stehen für den Aufbruch, den Neuanfang nach dem Winter. Auch für die Schönheit und die Vergänglichkeit.« Denn genau so wie sie als eine der ersten Blüten den Frühling ankündigen, welken sie und fallen herab.

Heute erinnern sie diese Blumen nicht länger an die Hunderte von Männern, die sie einst berührten. Sondern nur an ihr neues Leben.

Sechs Monate nach meinem Besuch bei ihr hat sich Jennys Leben noch einmal verändert. Sie hat ihre Ankündigung wahr gemacht und ist tatsächlich wieder auf die Straße zurückgekehrt. Doch dieses Mal, um den Kolleginnen von einst zu helfen. Jennys Leben hat sich ein zweites Mal verwandelt.

Heute steht sie Frauen zur Seite, die noch in jener Welt gefangen sind, der sie einst entkam. Einer Halbwelt, in der sich Frauen verkaufen, so wie es Jenny schon als 15-Jährige tun musste.

Zusammen mit den Streetworkerinnen einer Beratungsstelle für Prostituierte streift die zierliche Frau durch die dunklen Winkel der Städte. Trifft sich mit Frauen, die ein neues Leben suchen. Die alte Angst steigt auch manchmal wieder in ihr selbst hoch, wenn Jenny zurückkehrt ins Milieu. »Ich spüre dann die Blicke der Zuhälter«, sagt sie. Doch mit ihrem so erstaunlich mutigen Lächeln geht sie zu auf jene, die es verloren haben.

Das Zutrauen der Frauen bestärkt sie. Sie fühlen sich ihr nahe, denn »ich spreche die gleiche Sprache wie sie«. Ihre eigene Seele hat sie nach ihrem Ausstieg selbst wieder geheilt. Diese Stärke will sie heute weitergeben.

Was die meisten Frauen hindere, sich zu befreien, seien Zukunftsängste, sagt Jenny. Fast alle, die hierhergelockt werden aus Osteuropa, wüssten nicht, dass sie von den deutschen Behörden Hilfe bekommen könnten für den Ausstieg.

Jennys Resilienz ist riesengroß. So groß, dass sie ein ganz anderes Leben beginnen und ihr altes hinter sich lassen konnte. Geschafft hat sie diesen Weg in vielen kleinen Schritten und ist dadurch gefestigter als andere. Viele kleine Bausteine oder »Energie-Tankstellen« halten eine Frau wie sie in ihrer neuen Balance. In diesem Gleichgewicht kann man sich alten Ängsten und neuen Herausforderungen stellen.

Die erwachsene Jenny hat die kleine und so in Not geratene Jenny von einst gerettet und schenkt sich nun selbst ein normales Leben. Durch die Geburt ihres Sohnes und die Mutterliebe hat sie zudem Eigenliebe gelernt. Intuitiv neigt eine Mutter dazu, ihr Kind zu beschützen und dadurch auch sich selbst zu beschützen, zu wachsen und zu reifen.

Wenn ich mich heute an Jenny erinnere, dann meistens mit einem bestimmten Lied, das so gut passt zu ihr und ihrem wunderbaren Wiederaufstieg. Und zur Idee dieses Buchs. Das Lied heißt »Gold von morgen« von Alexa Feser.

Die Künstlerin, die Jenny übrigens ähnlich sieht, singt berührend schön, wie alles um sie herum in einem Nebel war, wie »die Stadt versinkt im Neondunst« und welche Kunst es sei, »nicht mit zu sinken«. Und wie sie selbst beinahe darin verschwunden und untergegangen wäre, hätte sie sich nicht hinausgerettet:

Wenn dich das Leben wieder niederstreckt
Und du liegst mit dem Gesicht im Dreck
Fang an zu graben
Denn dort ist es verborgen
Genau da findest du
Das Gold von morgen.

Willkommen in der Heimat

Hamoudi floh übers Meer nach Deutschland. Jetzt will er etwas zurückgeben

Der Tag, der sein Leben ändert, endet, als er wieder Sand unter seinen Füßen spürt. Dieser Tag ist ein heißer Sommertag im Jahr 2015. Hamoudi hat sich damals in dieses Leben danach gerettet. Übers Meer, von Syrien aus floh er bis zur Elbe, bis zum Tor zur Welt, wie es die Deutschen nennen. Er kam zu uns nach Hamburg.

Mit dem ICE bin ich in sechseinhalb Stunden von München aus in seiner Stadt. An manchen Stellen rausche ich durch Hamoudis Hoffnungsland mit 320 Stundenkilometern.

Hamoudi war drei Wochen auf der Flucht, als er im Jahr 2015 in diesem Deutschland ankam. Als er der Hölle seiner Heimat entkommen war.

Ich lerne ihn im Frühling 2021 kennen. Ich frage ihn, wo er sich in Deutschland am wohlsten fühlt, wo sein Lieblingsort ist. Er läuft von seiner Wohnung in Altona ganz nah an das Ufer der Elbe. Denn wenn er dort steht, mitten im Hamburger Hafen, ist manchmal vieles wieder gut in seinem Leben.

Dann rauscht und schwappt und zieht die Elbe an seinem Blick vorbei. Und irgendwann, je länger er dort steht, verschwimmt das graublaue Band vor seinen Augen. Es löst sich auf. Mit ihm auch die Lampen der Kähne und Barkassen und Kräne, sie schmelzen zusammen zu Lichterketten.

Es wird dann sonderbar still um ihn. Sogar das Tuten der Schiffshörner und das Wummern der Motoren in den Dampfern, das Möwenkreischen und der Wind, der um seine Ohren saust – er nimmt das alles kaum noch wahr.

Das ist der Moment, wenn Hamoudi zu träumen beginnt. Wenn er seinen Blick schweifen lässt. Und seinen Blick nur auf den Fluss da vor ihm richtet. Denn dann kommt er ihm so sonderbar vertraut vor. Nicht seinen Augen, aber seiner Seele.

Sein Kopf weiß es natürlich besser, aber sein Gemüt beginnt dann schon mal, diesen Fluss, der aus Hamburg in die Nordsee fließt, vor lauter Heimweh, Sehnsucht und ganz absichtlich zu verwechseln. Mit *seinem* Fluss.

So wird aus der Elbe vor Hamoudis Augen der Euphrat. Jener Fluss, an dem er geboren wurde. Der in der Türkei entspringt, sich dann durch Syrien wälzt, bis er sich an seinem Ende mit dem Tigris vereint und in den Persischen Golf mündet.

Hamoudi sagt das nicht, weil er bescheiden ist. Dass der Euphrat nicht irgendein Strom ist, sondern jener, an dem nach Auffassung mehrerer Religionen die Wiege der Menschheit stand. Hier soll er einst gewesen sein: der Garten Eden, das Paradies. So steht es in der Bibel.

Wenn man bloß noch einmal daran glauben könnte, so wie man das als Kind vielleicht mal tat. Als man die Gestalten und Bäume aus diesem Traumland in den Bilderbüchern sah und sich zu ihnen hinsehnen konnte. Weil unsere Kindheit ja selber ein Paradies war, aus dem uns so leicht keiner vertreiben konnte.

Wir fantasierten uns in diesen grünen Garten, in dem die Löwen bei den Lämmern lagen, so lernten wir das dann später im Religionsunterricht. Und malten Löwen neben Lämmern in unsere Schulhefte.

Wir staunten und starrten und träumten uns in Hamoudis Heimat. Und haben damit natürlich schon lange aufgehört.

Hamoudi nicht.

Hamoudi ist heute 28. Er kommt aus Ar-Raqqa in Nordsyrien. Wir haben wegen des Krieges und Elends, das dort tobt und tötet, vergessen, dass genau in dieser Gegend das Gelobte Land gelegen haben soll. Von dieser Verheißung sprechen nicht nur die Christen, sondern auch die Juden, und selbst im Islam ist die Rede von ihm.

Dass aber Hamoudi aus dem Paradies geflohen ist, klingt viel zu süßlich. Und in den Augen jener, die nicht glauben, wie Hohn. Nicht nur, weil wir nicht mehr oder wenigstens kaum mehr ans Paradies glauben können. Sondern auch, weil sich dieser Teil der Welt in eine der schlimmsten Höllen auf unserer Erde gewandelt hat.

Und das nun ausgerechnet dort, wo der liebe Gott einst die Welt so geschaffen haben soll, wie er sie einmal meinte. Nämlich als einen Ort, an dem nur Frieden ist, unter den Menschen und unter den Tieren. An einem Ort, an dem der Schöpfer den Baum der Erkenntnis von Gut und Böse gepflanzt haben soll.

Die Bilder aus Hamoudis Heimatstadt Ar-Raqqa erinnern an das zermalmte Berlin aus dem Jahr 1945. Eine einzige Kraterlandschaft. Die schwarz gewandeten Krieger des IS eroberten den Ort und wollten dort ihre Hauptstadt errichten. Sie terrorisierten die Bewohner und schnitten ihren Geiseln vor laufender Kamera die Köpfe ab. Sie sperrten sie in Käfige und senkten diese dann in Swimmingpools, oder sie zündeten die Menschen in den Käfigen an.

Der IS hat nicht nur Hamoudis Heimat und sein Leben verwüstet, er hat diesen Abgrund auch in die vermeintlich heilen Welten des Westens getragen, in unsere Wohnzimmer.

Die Videos der Hinrichtungen streamten um die Welt und vergifteten unseren Blick auf diesen Teil der Erde.

Hamoudi ist vom Krieg in seiner Heimat vertrieben worden. Knapp ist er dem Zwangsdienst an der Waffe entronnen. Und natürlich, leider, ist der Krieg dennoch ein wenig in ihm geblieben. Aber er hat auch einen Frieden gefunden, hier in Hamburg.

Wie viele Menschen zog es schon in diese Stadt – mit ihrem Heimweh oder ihrem Fernweh oder beidem. Da vorne, wo Hamoudi am liebsten stehen bleibt, das nennen die Hamburger ihre »Landungsbrücken«. Und links daneben, ein bisschen weiter, sagen sie zu dem Steg, der bis über den Fluss führt, »Überseebrücke«.

Der Stelle weiter dahinter gaben sie gar den Namen »Kehrwiederspitze«.

Was müssen diese Namen einem Menschen wie Hamoudi bedeuten?

Es dauert lange, bis er bereit ist, von seiner Flucht zu sprechen. Denn mit ihm kamen ja eine Million Männer und Frauen und Kinder, damals 2015, als Angela Merkel die Menschen zu uns ließ. Da mag sich Hamoudi nicht herausstreichen. Und so berichtet er lieber in ganz nüchternen Worten von seinen Stationen. Fast klingt es wie eine Wegbeschreibung, wie er damals aus seinem Heimatland über die Türkei, das Mittelmeer, Griechenland und Ungarn nach Deutschland gelangte.

»Wir, meine Familie und meine Freunde, waren immer für den Frieden, und ich setzte mich für ihn ein in Syrien«, sagt Hamoudi nun, »wir hatten nicht damit gerechnet, dass man uns umbringen will, weil wir für den Frieden gestritten und geschrien haben.«

Als die Bomben dann irgendwann nicht nur auf seine Universität fielen, an der er Landwirtschaft studierte, sondern auch in den Garten seines Vaterhauses, als sie den Cousin seiner Mutter umbrachten, als sie seinen Bruder auf einer Demo verschleppten und er mit blauen Flecken übersät zurückkam, war es für Hamoudi an der Zeit. Er beschloss zu fliehen.

Es blieb kaum Zeit für einen Abschied. Weil er ihre Tränen nicht sehen konnte, umarmte er seine Mutter nur ganz flüchtig, als würde er gleich wiederkommen. Das tut ihm bis heute leid, so sehr, dass er kaum darüber sprechen kann.

Ich bitte ihn aber, mir noch mehr von seinen Gefühlen von damals zu erzählen. »Wie meinst du das?« fragt er mich. Und ich antworte: »Erzähl mir ein bisschen so davon, wie Bosse davon singt!« Und dann lächelt er, weil er die Musik von Bosse so mag und zu all seinen Konzerten geht in Hamburg. Hamoudi liebt die deutsche Sprache nämlich auch deswegen, weil er Bosse liebt. Und Bosses Art, diese Sprache in Melodien zu kleiden. Und sich für Menschen wie ihn einzusetzen.

Hamoudi wählt kleine und schlichte Worte für das, was passiert ist. Vielleicht weil das Leid hinter ihnen schon groß genug ist. Vielleicht, weil Hamoudi viel zu früh in seinem Leben Demut nicht nur gelernt hat, sondern sie bis heute mit jedem seiner Sätze ein- und ausatmet.

Er liebt den Musiker Bosse, besonders seinen Song »Das Paradies«:

Es gab dort genug für alle
Und alle waren sich genug
Keine Depressionen und kein Selbstbetrug
Niemand musste dort im Mittelmeer ersaufen
Niemand schlief im Winter auf Asphalt

Ich sah nicht einen Patriarchen, der Scheiß war vorbei
Kein Bodyshaming, noch Hetze und Gewalt
Keine Schubladen, alle Chancen waren gleich
Die Leute dort waren glücklich und nice
Am Eingangstor stand Peace
Komm rein und genieß
Die Luft dort war klar
Der Himmel türkis

Das war das Paradies, Paradies, Paradies
In meinem Traum
Ich war im Paradies, Paradies, Paradies
Bitte weck mich nicht auf

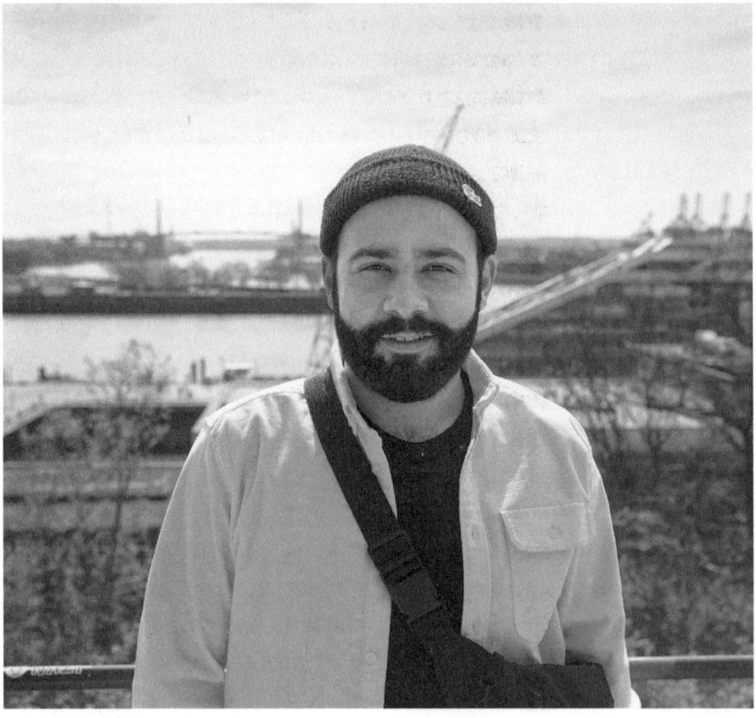

Hamoudis Worte klingen stets so, als hätte er sie vor dem Aussprechen in seinem Kopf gewogen. Hin und her gewogen, bis er sie dann loslässt. Mit Bedacht. In einem guten Deutsch. Und mit Samt in der Stimme. Mit ihr schmeichelt er unseren Vokabeln, die in seinen Ohren so knirschen. Er klingt, als hätte er gerade Honig gegessen.

Er spricht unser Deutsch viel langsamer aus, als wir es tun. Er will mit dem, was er sagt, nicht gleich ankommen, nicht immer sofort ins Schwarze treffen oder recht haben. Nicht, weil er etwa um die Dinge herumredet, nein, weil er etwas Behutsames an sich hat, auch in seiner Sprache. Er tastet sich mit seinen Worten vor.

Und was er mit seinen Worten beschreibt, verändert sich. Sogar für unsere Ohren. Er sagt etwa über das hanseatische Volksfest: »Der Hamburger Dom ist keine Kirche.« Und wundert sich, dass der Hamburger Berg kein Berg ist. Er sagt: »Das Lieblingsessen der Hamburger ist rosa«, und meint damit ihren Labskaus.

Er sagt: »Hamburg war mir fremd. Sein Geruch, sein Aussehen, diese harten Stimmen. Die Stadt war gehetzt und müde. So dachte ich am Anfang. Aber das ist jetzt schon sechs Jahre her. Der Wind hat sich gedreht. Durch Hamburg hab ich gelernt, was ›einfach machen‹ heißt. Heute weiß ich: Diese Stadt hat es mir leicht gemacht, sie kennenzulernen. Sie war gut zu mir. Ich bin froh, dass ich hier sein darf. Ich bin verliebt in die Stadt.«

Wie gerne würde er sich auch in eine Hamburgerin verlieben und mit ihr zusammen sein. Das hat bis jetzt nicht so ganz geklappt, denn wer sich binden will, muss bei sich angekommen sein. Aber er wünscht es sich von Herzen.

Hamoudi kam im Hamburger Hauptbahnhof an. In dieser Kathedrale aus Stahl und Glas. Mit all ihren Geräuschen, dem Kreischen der Zugbremsen, dem Wirren der Stimmen.

Und auch mit all ihren Gerüchen. Von Schmieröl, Backfisch, Erhabenheit, Elend und großer Freiheit.

Da stand er nun in der Herzkammer von HH, die Menschen in Strömen und ohne Pausen in sich hineinpumpt und herauspumpt. In und aus dieser »Freien und Hansestadt Hamburg«.

Damals, als die Menschen noch an den Gleisen standen, um die Flüchtlinge zu begrüßen. Ganz bald schon kam er in eine Hamburger Familie, die ihn bei sich aufnahm. Er sagt nicht »eine«, sondern »meine Familie« zu ihr, und er liebt diese Menschen. Heute hat er eine kleine eigene Wohnung.

»Das Glücksgefühl war groß, als ich ankam am Hauptbahnhof«, erinnert er sich. Da war vor allem das Gefühl, dass am Himmel über ihm keine Kampfflugzeuge mehr fliegen und dass kein Bomber seine Fracht, seine Fassbomben über seiner Stadt auskippt. »Der IS hatte unsere Stadt komplett unter Kontrolle gebracht und so viele unschuldige Menschen umgebracht. Mein Ar-Raqqa war komplett in Schwarz getaucht, und überall stand den Leuten die Angst ins Gesicht geschrieben.«

Hamoudi ist ein eher kleiner Mann mit einem dichten Bart und geschorenem Kopfhaar. Wenn ich ihn bitte, sich an den Tag zu erinnern, als er übers Meer nach Mytilini auf der Insel Lesbos flüchtete, bahnen sich die Bilder von damals wieder in ihm zurück. Seine rechte Hand holt dann immer wieder aus, als würde sie nach etwas schöpfen.

Er fährt sich mit dieser Hand durch sein Gesicht. Immer wieder. Bis er die Worte zu seinen Gesten dazuholt: »Als ich im Boot saß, schlug ich mir immer wieder Wasser in mein Gesicht ...«, sagt er. Und er erzählt, wie die Sonne das Mittelmeer wie einen Spiegel blitzen und gleißen ließ und wie dieselbe Sonne auf seinen Schädel brannte. Wie die Angst in ihm aufstieg und ihn einmal mehr erhitzte. Mitten auf dem Meer war ihm, als würde er von innen brennen.

Würde er ankommen oder würde er untergehen?

»Da war nicht nur die Angst, sondern auch die Verantwortung«, sagt er nun. Denn die Schleuser hatten ihn zum Steuermann des Schlauchboots bestimmt. »Hier, du setzt dich ans Ende!«, kommandierte ihn einer der Männer, bevor er verschwand und die 40 Menschen im vollbesetzten Boot sich selbst überließ. Hamoudi hielt stand. Er bediente den kleinen Außenbordmotor mit dem bisschen Benzin darinnen und führte die Menschen bis ans rettende Ufer von Lesbos.

Das Gummiboot, es schaukelte, es knickte in sich ein bei jedem Wellenschlag. Und dann starteten da am nahen Ufer die türkischen Grenz-Patrouillen, die Jagd auf alle Schlauchboote machen, sie an ihrer Überfahrt hindern wollen.

Todesangst. »Ich begann, immer schneller zu atmen, mein Herz raste, und da waren plötzlich diese Schmerzen in meinem Inneren, obwohl ich nicht wusste, woher sie kamen.« Und immer wieder diese Hitze, von der Sonne und der Furcht, die sich immer weiter in ihm ausbreitete.

Hamoudis linker Arm und seine linke Hand hielten den Steuerknüppel, seine rechte tauchte weiter ins Meer, um Wasser zu schöpfen. Bald fing er aus lauter Panik an, das Wasser auch zu schlucken.

»Ich hatte solche Angst, dass ich ertrinken würde oder meine Freunde oder die Leute, die ich da vor Ort kennengelernt habe. Die Familien mit den Kindern, die nicht wussten, was sie erwartete ...«, sagt Hamoudi jetzt, und sein Atem, mit dem er eben noch sanft und leise erzählte, bebt jetzt wie sein Puls: »Im Boot war ich körperlich da, aber geistig nicht! Meine Gedanken waren in meiner Stadt ... bei meinen Freunden ... bei meiner Familie ... und allen Leuten, die ich liebe!«

Hamoudi schafft es. Er entkommt den Grenzer-Booten. Nach einer guten Stunde schon erreicht er Lesbos. Er hat das Meer überwunden, jenes Wasser, das für so viele Flüchtlinge den Tod bedeutet. Tag um Tag, bis heute.

Wenn er mir davon erzählt, muss ich wieder an den Vers von Hilde Domin denken, den ich schon im Kapitel von Lea zitiert habe: »Ich setzte den Fuß in die Luft, und sie trug.« Bei Hamoudi war es das Wasser, dem er sich anvertraute. Und das so viele mit sich hinabreißt. Während manche von uns immer noch diskutieren, ob man diese Menschen auf dem Meer retten oder sie sich selbst überlassen soll.

Es hilft Hamoudi bis heute, wenn er wieder und wieder an seinen Lieblingsort geht in Deutschland. Dort, wo das Wasser nur Gutes bedeutet. Hier an der Elbe am Hamburger Hafen, wo sich das süße mit dem salzigen Wasser mischt. Wo er endlich in Sicherheit ist. Und der Fluss seine Gedanken und Sorgen und Wünsche mit sich nimmt bis nach Syrien, bis zum Euphrat.

An allem, was ihn so viel an Kraft und Angst gekostet hat, ist Hamoudi gewachsen: »Ich bin stärker geworden durch das, was ich erlebt habe.«

Ja, er spürt noch, dass seine Seele zweigeteilt ist. Die eine Hälfte ist schon angekommen in Deutschland, die andere hängt an seiner Heimat. So wie bei jedem Menschen, der in die Fremde geht. Aber manchmal bringt er die beiden Hälften zusammen. Wenn er Musik aus Syrien hört, Volkslieder von dort. Denn die Musik fängt ja immer dort an, wo die Worte enden. »Dann bin ich wieder eins.«

Er ist es auch wegen der großen Hilfe, dem Zuspruch, den er in Deutschland bekam. Und er ist gewappnet gegen das Misstrauen mancher Deutscher, das sie ihm immer noch dann und wann entgegenbringen. So sanft er ist, so sehr vermag er auch seinen Rücken durchzudrücken, wenn er auf Vorbehalte stößt. Etwa, wenn man ihn wieder und wieder fragt, wie er das denn als gläubiger Muslim sehe, dass »seine« Leute Terroranschläge in Europa begehen. Dann weiß er sich zu behaupten, ohne sich kleinzumachen.

Und wenn ihm ein anderer allzu gönnerhaft bescheinigt, dass er doch so gut integriert sei und andere seines Schlages eben nicht, dann antwortet Hamoudi schon mal: »Das gibt es, ja. Aber jeder von uns ist gefragt. Auch Sie als Deutscher können sich öffnen, auf die Menschen zugehen, ja, Sie können sich integrieren. Denn Integration ist keine Einbahnstraße.« Auch diese Stärke, dieses Selbstbewusstsein hat er in Deutschland gelernt.

Hamoudi ist ein Mensch mit einer wiedererstarkten Seele. Eine Seele, die er dort, wo er herkam, beinahe verloren hätte. Und die er bei uns gerettet hat. Seine Resilienz hat er sich Stück um Stück aufgebaut, bis er mit ihr dann die große Prüfung durchstand, seine Flucht.

Deswegen, auch deswegen wollte er von Beginn an etwas zurückgeben. Er meldete sich zum Bundesfreiwilligendienst. Ein Jahr lang setzte er sich bei »Hanseatic Help« für Obdachlose ein.

Die Hilfsorganisation versorgt und unterstützt Geflüchtete, Obdachlose und andere Mitmenschen kostenlos mit Kleidung und anderem Notwendigen. Tausende Menschen haben die Ehrenamtlichen schon erstversorgt. »Hanseatic Help« beliefert etwa 150 Einrichtungen für Bedürftige in Hamburg. Und was an Hilfsgütern in der Hansestadt nicht benötigt wird, bringen Hamoudis Kollegen nach Syrien, in den Irak, nach Griechenland, Sizilien oder Haiti.

Hamoudi ging nicht fort von »Hanseatic Help« nach einem Jahr. Er blieb bis heute. Und das, obwohl ihm kaum Freizeit blieb während seiner Lehre zum Hotelfachmann im

Hamburger Grand Elysée. Heute hat er ausgelernt und ist fest angestellt an der Rezeption dort.

Der Gedanke, dass ein junger Kerl, der sein nacktes Leben gerettet hat, dort Menschen zu Diensten ist, die für eine Nacht in diesem Haus so viel zahlen wie Hamoudi einst seinen Schleppern, kommt ihm nicht. Er ist nur glücklich und stolz, dort zu arbeiten. Vor dem Grand Elysée jobbte er erst an der Staatsoper und auch im legendären Hotel Atlantic.

In dem Haus, das die Hamburger »Weißes Schloss« nennen und das wie ein Ozean-Liner vor dem Stapellauf an der Alster liegt. Genau da arbeitete Hamoudi, der mit dem Schlauchboot floh. Eines Tages traf er dort Udo Lindenberg auf den Fluren. Und Udo nuschelte ihm zu: »Schön, dass du hier bist. Ich wohne hier. Wo wohnst du? Geht's dir gut hier?«

Udo fragte nicht das, was ihn so viele andere in Hamburg fragen: Wieso er denn so gut Deutsch spreche? Oder warum er denn hier sei? Oder wann er denn nun mal zurückkehren wolle in seine Heimat? Denn das sei ja wohl klar, dass er das doch ganz bestimmt vorhabe ... Solche Sätze tun ihm immer etwas weh beim Wurzelschlagen in Hamburg. »Denn das hier ist doch mein Zuhause.«

Hamoudi weiß nur eines in seinem Leben danach. Dass er nicht aufhören wird, sich für andere, die es brauchen, einzusetzen. Er sagt: »Heute kann ich anderen Menschen helfen und ihnen Hoffnung geben. Hoffnung, die Hamburg mir gegeben hat. Diese Stadt hilft mir, wenn ich mal nicht weiterweiß. Sie ist mein Hafen, mein Anker, mein Tor zur Welt ... Meine neue Heimat.«

Der echte Rain Man

Der Autist Daniel rang lange mit sich und dem Leben. Nun siegte er. Ein Einblick in eine andere Welt

Daniels Leben wird nie ganz normal sein, auch nicht nach dem Tag, der so vieles änderte. Denn Daniel ist ganz besonders anders.

Ich fahre zu ihm mit dem ICE nach Dortmund und von dort mit der Regionalbahn nach Oberhausen.

Als wir uns zum ersten Mal treffen, wappnet er sich mit einem Staubsauger. Da steht er im Türrahmen seiner Wohnung und legt sich den Schlauch des Geräts um den Hals. Scheinbar zufällig, so soll es zumindest wirken. Als sei man zu früh gekommen und als wollte er eben noch schnell den Flur durchsaugen. Aber Daniel tut alles, was er tut, mit großem Bedacht.

Den Stiel des Saugers hält er in der einen Hand, den Rumpf in der anderen. So steht er in der Tür. So bittet er in seine Wohnung in Oberhausen im Ruhrgebiet. In seine andere Welt. In ihr ist jeder ein Eindringling, ich erst recht.

Mir ist mulmig, denn ich weiß, dass ich gerade eine Zone betrete, die Daniel sonst streng verschlossen hält. Denn wenn Fremde, manchmal sogar auch Freunde in sie gelangen, versuchen sie die unmöglichsten Dinge. Etwa, ihm die Hand zu geben. So wie ich. Obwohl ich es doch eigentlich weiß, passiert es mir. Und je herzlicher ich ihm die Hand entgegenstrecke, desto mehr beunruhige ich ihn.

Daniel hat mit dieser Attacke gerechnet und hält deswegen den Staubsauger in beiden Händen. Erst nach Minuten nimmt er seinen ganzen Mut zusammen und legt ihn beiseite. Erstarrt zinnsoldatenartig vor mir und gibt mir doch noch seine Hand. Er hört auf, so zu tun, als würde er gerade putzen. Er hat sich überwunden, denn er weiß ja immer, was sich gehört.

»Das machen die Menschen ja nun mal so«, wird er später sagen und dabei seinen Kopf schütteln, weil er das zwar weiß, aber innerlich nicht versteht. Aber »für die Menschen« macht er es halt. Ganz steif lässt er dabei seinen Arm und seine Hand und streckt sie mir entgegen wie einen Speer. Je mehr Distanz er so gewinnt zwischen seinem Gegenüber und ihm, desto besser ist es für ihn. Anderthalb Meter Abstand schafft er. Anderthalb Meter gegen die Angst vor Nähe. Daniel will sich nichts anmerken lassen. Doch in ihm wogt es.

Er ist ein Ausnahme-Mensch. Er ist Autist mit dem Asperger-Syndrom oder wie man es heutzutage oft nennt: Er ist im Autismus-Spektrum, mit einer milderen Ausprägung. Autismus-Spektrum-Störungen werden als Entwicklungsstörungen definiert. Sie gehen mit ritualisierten Verhaltensmustern und Schwierigkeiten in der sozialen Interaktion und Kommunikation einher sowie mitunter mit einer besonderen Wahrnehmungs- und Informationsverarbeitung. Viele Psychologen legen mittlerweile den Fokus auch auf die Stärken von Betroffenen wie Daniel, und auch der gesellschaftliche Umgang ist immer häufiger von der Betonung der Stärken geprägt. Für viele liegt die Aufmerksamkeit eher auf der »Superkraft«, die mit der andersartigen Denkstruktur einhergehen kann, als auf dem Störungsbegriff.

Denn was andere niemals finden, findet Daniel heraus. Was andere übersehen, sieht er. Was andere nicht verstehen, versteht er.

Deswegen wollte ich unbedingt in seine Nähe, auch wenn ihm das natürlich aufdringlich vorkommen muss. Für ihn muss sich mein Besuch anfühlen wie ein Gang zum Zahnarzt. Es wird jetzt kurz wehtun, aber es hat seinen Sinn. Ich werde versuchen, nur immer kurz zu bohren, auf dass seine Schmerzen erträglich bleiben.

Er bietet mir einen Platz auf seiner Couchgarnitur an. Einen ganz am Ende dieser riesigen Sofalandschaft, die fast sein ganzes kleines Wohnzimmer in Beschlag nimmt. Jetzt setzt sich Daniel, ein schmaler und drahtiger Mann, ganz auf die andere Seite. Die wuchtigen Polster überragen den damals 25-Jährigen. Dieses Sofa ist sein Schutz, seine Burg.

Er denkt immer lange nach, bevor er etwas sagt. Zu Beginn unserer Begegnung natürlich erst recht. Dann fragt er: »Haben Sie die Haustür unten auch fest zugedrückt?«

»Ich glaube schon«, sage ich. Falsche Antwort. Daniel springt auf, entschuldigt sich und läuft das Treppenhaus hinunter. Er fragt selbst den Pizzaboten nach der Haustür und läuft ihm dann trotzdem hinterher, weil er ihm nicht traut.

Dann sitzt er wieder auf seinem Riesensofa, schaut lange auf eine Stelle des Parketts. Irgendetwas dort scheint seinen Blick zu bündeln. Nach zehn Minuten, in denen wir so langsam ins Gespräch kommen, steht er mitten in einem Satz abrupt auf. Ein Staubkorn. Da vorne. Er muss es jetzt auflesen.

Der Tag, der da vor seiner 60 Quadratmeter großen Festung in der Sommersonne leuchtet, bleibt draußen. Hinter Jalousien hat er ihn ausgesperrt. Hinter sich gelassen. Und mit ihm die ganze Welt der sogenannten Normalen. Die

Welt, die ihm oft fremd ist, oder die ihn zumindest daran hindert, ganz er selbst zu sein. Und so braucht er sein eigenes, abgeriegeltes Stück Oberhausen, um in seinem eigenen Kosmos zu versinken. Und in ihm aufzugehen.

Hier, in seinem Schutzraum lässt es sich leichter sprechen vom Tag, der Daniels Leben für immer veränderte. Es war jener, als ausgerechnet er, der sonst so oft Abgelehnte und Verhinderte, endlich angenommen wurde. Als er 2014 die Chance und den Job seines Lebens bekam. Und das nicht trotz seines Andersseins, sondern gerade deswegen.

Wegen seiner versteckten Stärken ist Daniel damals, als ich ihn treffe, bei der Henkel AG eingesetzt. Als IT-Berater vermittelt ihn seine auf Autisten spezialisierte Firma auticon an diesen Kunden. Er arbeitet als eine Art Agent. Mit seiner ihm eigenen Akribie durchforstet er das Datendickicht des Weltkonzerns. Mit seinem Blick, der anders als all die anderen sieht, mit dem er in Windeseile die Zahlen erfasst, fahndet er nach Fehlern im System.

Die Berliner Firma auticon ist bereits jetzt so erfolgreich, dass sie in sechs großen deutschen Städten Dependancen aufgebaut hat. Sie setzt ihre Spezialisten bei ihren Kunden vor Ort ein. Tausende Menschen mit dem Asperger-Syndrom hat auticon bereits vermittelt, viele davon in deutsche Weltunternehmen. Zu den Kunden der Firma gehören Siemens, Infineon, die Postbank und eben Henkel. Viele Vermittelte sind IT-Consultants, also Computer- und EDV-Experten wie Daniel. Die meisten von ihnen arbeiten um ein Vielfaches zuverlässiger, aufmerksamer und aufnahmefähiger als alle anderen.

Sie haben aufgrund ihrer autistischen Besonderheiten oft ein Leben lang Schwierigkeiten, in der Gesellschaft zu bestehen, aber dank ihrer speziellen Fähigkeiten sind sie vielen »Normalen« überlegen.

Sie sind in ihr Innerstes gekehrt. Deswegen bleibt ihre Begabung oft verborgen. Auch Daniel tarnt sein Talent. Er arbeitet mit der Unauffälligkeit und der Besessenheit eines Detektivs.

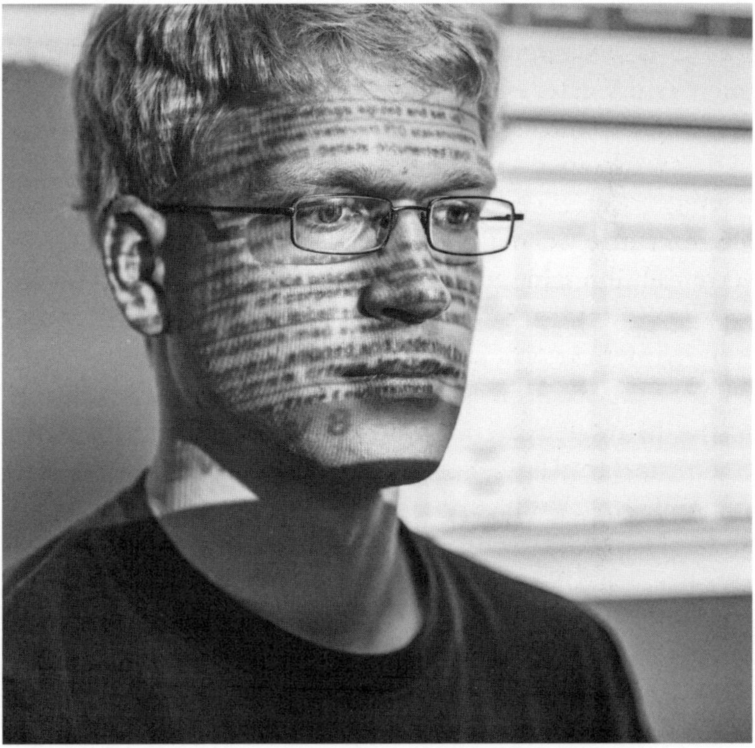

Er steht früh auf. Immer genau so, dass er es ins Büro schafft, bevor es richtig hell wird. Im Morgengrauen bahnt er sich den Weg von seiner kleinen Wohnung in Oberhausen zum Bus, weil ihm die Dämmerung Schutz gibt in der für ihn immer viel zu hektischen Welt. An die wir »Normalen« uns bloß gewöhnt haben. Am Oberhausener Bahnhof steigt er um in die S-Bahn nach Düsseldorf. Er muss durch ein Schattenreich. Vor seinen Augen, die immer viel zu genau hinsehen, die immer fokussieren wollen, verwischen die Passanten zu bunten Tupfern, die an ihm vorbeihuschen.

Wie die Splitter in einem Kaleidoskop, durch das man als Kind sah und verwundert war, wie die Welt vor einem in Hunderte Teile zerfällt. Daniel wundert sich bis heute.

So anstrengend es für ihn ist, so sehr ist sein Wundern auch wunderbar. Sein Kopf entwirft instinktiv einen Fluchtweg, der ihn möglichst schnell aus dem bunten Nirgendwo hinausführen soll. Er atmet tief ein und eilt in einer Art Zickzack durch die Menge. Wie ein Hase, der verfolgt wird. Daniel flieht jeden Tag vor etwas. Und so schlägt er Haken.

Schon um sieben steht er vor dem Werkstor von Henkel. Die Luft vor der Fabrik trägt einen vertrauten Geruch: Überall riecht es nach dem Paradeprodukt Persil.

Ab jetzt arbeitet er durch, ohne je abgelenkt zu sein. Ohne Mittagspause, die würde ihn nur stören. Auf der Suche nach Datenlecks stiert er in seinen Bildschirm. Wie verwachsen scheint er mit ihm.

Aber wer wissen will, warum er so anders und erfolgreich arbeitet, muss ihn nach Feierabend erleben. Was schwierig ist. Wer ihn treffen will, sollte sich lange ankündigen. Am besten Wochen zuvor. Man sollte pünktlich sein und nichts an der Zeit ändern. Das findet er fürchterlich. Alles, was sie aus ihrer lebenslang angelernten Gewohnheit zerrt, verstört Menschen wie Daniel.

Mit seinen Gedanken scheint er immer ganz woanders. Es dauert, bis ein Fremder bemerkt, in welch einer wundersamen Welt er sich aufhält. Dass er nämlich ständig dort heimisch ist, wo heute so viele sein wollen: Er ist ganz bei sich selbst. In seiner Innenwelt.

Äußeres zählt für ihn nicht. Jeden Tag kleidet sich der Mann mit den flachsblonden Haaren gleich: blaue Jeans, schwarzes T-Shirt. Das beruhigt ihn. Sein Gesicht schaut ebenfalls beinahe uniform aus in den Tagen, in denen wir uns sehen. In manchen Momenten hat Daniel gelernt, dass er jetzt mal kurz lächeln, eine Regung zeigen sollte. Ein Augenbrauenhochziehen vielleicht. Ein Mundwinkelbeben. Wie viel Mühe ihn das kostet.

Aber er tut es, weil man das halt so macht. Weil er es sich abgeschaut hat von den sogenannten Normalen. Seine Augen hinter der schmalen rechteckigen Brille verraten kaum etwas von dem Ringen in ihm. Oft wirkt es, als träume er. Das lässt ihn versonnen und freundlich aussehen. So wie er auch tatsächlich ist.

Am meisten scheint er beim Rauchen zu träumen. Dafür geht er auf seinen Balkon. »Ich rauche, weil ich mich so zu Pausen zwinge. Und um in den Himmel zu sehen und an nichts zu denken«, sagt er und atmet selbst ein paar Wolken in die Luft.

Das mit dem Gedankenaufhalten klappt eigentlich nie so richtig. Und doch ist er ein Daniel-Guck-in-die-Luft. Er schaut oft hoch zum in diesen Tagen so wolkenlosen Himmel über dem Ruhrgebiet. Gern auch nachts. In der Dunkelheit fällt vielen Autisten alles etwas einfacher. Dann blickt er lange in den von den Lichtern der Städte angestrahlten Himmel, der die Sterne verbirgt, und sucht trotzdem nach ihnen. Unverdrossen, unentwegt.

Hat er einen gefunden, lächelt er. Nicht wegen des Sterns. Sondern wegen des Wimpernschlag-Moments, in dem er seine Gedanken abbremsen konnte.

Der Himmelsschauer Daniel glaubt an Gott. »Gott ist ein Name, den wir dem Guten gegeben haben«, sagt er. Und dass in jedem etwas Göttliches und Gutes sei, für das man kämpfen und das man sich erhalten müsse. Er singt im Kirchenchor. Musik berührt ihn. Er mag auch die Lieder von

Rammstein. Vielleicht weil sie Worte gefunden haben für das Gefühl, das ihn einholt, wenn er unter die Leute gehen muss. Wenn er sich verliert.

Im Rammstein-Lied »Halt« heißt es: »Es gibt zu viele Menschen. Ich kann sie nicht ertragen, sie quälen mich mit Schmerzen. Doch das Übel an Geräuschen ist das Schlagen ihrer Herzen. Halt! Bleibt stehen!«

Wenn einen sogar das Schlagen von Herzen stört, hat man es nicht leicht, sich zu verlieben. Daniel mag ja nur das, an das er sich mit Mühe gewöhnt hat. Nicht das Neue, das es fürs Verlieben braucht. Und wer Schwierigkeiten hat, die Gefühle der anderen einzuordnen und die eigenen auszudrücken, der muss auch das Annähern immer wieder neu verstehen lernen. Mit Erfolg. Daniel ist ein Typ, der Frauen gefällt.

Mit seinem besonderen Charakter hat er eine Funktionalität entwickelt, um seine Existenz finanziell absichern zu können. Das gelingt nicht allen Menschen seines Schlags. Viele schaffen es nicht, aufgrund der Überreizung und Überforderung in sozialen Kontexten einer Arbeit nachzugehen. Daniels feste Tagesstruktur ist wie ein Seil, an dem er sich durch den Nebel des Lebens hangelt.

Viele Menschen im Autismus-Spektrum blicken irritiert auf die für sie sonderbaren Eigenarten der »Normalen«. Ironie und Sarkasmus beispielsweise versteht Daniel kaum. Beides ist gegen die Logik gerichtet, und alles Unlogische ist ihm verdächtig. Deswegen lacht er manchmal, wenn jemand Witze macht, weil er ihn nicht kränken will. Nicht, weil er den Witz verstanden hat. Auch Redewendungen führten ihn früher in die Irre. Heute weiß er, was es heißt, wenn einer sagt: »Das bringt mich auf die Palme!« Er denkt dann nicht mehr, dass einer auf Bäume klettert, die es außerdem ja auch gar nicht in Oberhausen gibt.

Auf seinem Weg durch das Leben hilft dem Zahlenartisten alles Berechenbare. Weil es ihn momentelang schützt vor der Unberechenbarkeit, die das Dasein hin und wieder mit sich bringen kann. Vor der Wirklichkeit. Mit seinen 25 Jahren ist Daniel schon ein Erfolgsmensch, in seiner Nische.

Seine von den Kollegen abgewandte Ecke im Großraumbüro liegt in Sichtweite seiner Chefin. Irmgard Arends-Koch hat ihn zu Henkel geholt, sie ist die Managerin Service Integration und stolz auf ihn. Sie sagt: »Mir imponiert, wie aufmerksam und absolut ehrlich er ist.«

Daniel hilft, Daten zu verknüpfen, zu automatisieren und zu optimieren. Hunderte von ihnen scannt er mit seinem Scharfsinn in wenigen Stunden – und erinnert sich an sie ewige Zeiten lang. Gerade schlägt er mit seinem Blick eine Schneise durch den Datenwust der Shampoo-Verkaufszahlen. Wann ist wo wie viel Schauma weltweit verkauft worden – und wie kann man dieses Ziffern-Durcheinander ordnen?

Ihr Team, sagt Arends-Koch, sei durch ihn gedanklich offener geworden. Sie nennt ihn einen »autistisch begabten Mitarbeiter«. Nichts Persönliches liegt auf seinem Schreibtisch. Seine andere Sicht hat seine Kollegen umsichtiger gemacht. Für ihn arbeiten sie extra leise, weil ihn Lärm aus seinem Lebenstakt bringt.

In den Videokonferenzen mit den anderen Büros senkt er seinen Blick lieber auf den Schreibtisch, statt in fremde Gesichter zu schauen. Neben seinem Bildschirm steht ein Blumentopf, in dem nur Erde ist. Eine Pflanze wächst nicht darin, denn für so was hat er keinen Sinn.

Daniels Sinn liegt in den Daten. Trotz seines Talents drohte er, wie viele andere autistische Menschen, früh im Leben zu scheitern. Nicht jeder wird ein »Rain Man« wie im Film mit Dustin Hoffman und ist hochbegabt geboren worden.

Daniel schon. In der Grundschule übersprang er eine Klasse. Dreimal wechselte er die Schule, auch weil Mitschüler über ihn herfielen. Weil sie ihn fertigmachten. Überall war er der Neue, der Fremde, der Komische für einige.

Und die Lehrerinnen? Einige hatten keinen Blick für seine Andersartigkeit, sie erkannten sein Ausnahmetalent nicht oder wollten es schleifen. Doch er schaffte die Fachoberschulreife. Weil Daniel nun mal eine Ausnahme ist. Er zieht sich hinaus aus der Wirklichkeit, die scheinbar nur einmal vorhanden ist. Von der es aber auch seine sehr eigene gibt.

Seine einzigartige. Sie nährt seinen Erfolg. Schon wieder ist Daniel das, was heute viele sein wollen. Auf der Suche nach seinem wahren Ich ist er lange schon fündig geworden.

Tief scheint er in sich zu ruhen, manchmal trägt er die Gesichtszüge eines Schlafenden. Nach Feierabend, auf dem Heimweg, bemerkt er nicht, wie er an einem Tor entlangläuft, hinter dem ein Wachhund auf ihn zustürmt. Als dieser ihn wild ankläfft, geht er regungslos am tobenden Tier vorbei. »Jetzt habe ich mich erschreckt«, sagt er. Und bleibt doch äußerlich unbewegt.

Oft scheint es so, als erreiche ihn alles aus weiter Ferne, wie ein Rufen, das er nur als Flüstern hört. Dann hat sein Blick etwas Schweifendes. Hinter seinen Augen, die einen nur scheinbar aufmerksam anblicken, läuft ein Film nur für ihn allein.

Diesen Film gibt es tatsächlich. Die »Herr der Ringe«-Trilogie ist wie für ihn geschaffen. Wenn Daniels Sehnsucht besonders groß wird und er für ein paar Stunden ungestört sein will in seiner Innenwelt, legt er die Blu-Rays der Blockbuster in den Player, schließt die Jalousien, sinkt in seine Couch und taucht tief ein in diese Fantasiewelt, macht sie zu seiner eigenen. Manchmal scheint es, als würde dieser Mann in seinen Lieblingsfilmen aufgehen.

Neben dem Bildschirm stehen Lexika im Regal. Keine Nachschlagewerke aus der realen, sondern aus seiner Welt. »Herr der Ringe«-Lexika und ein Wörterbuch, das die eigene in die Elbisch-Sprache seiner Film-Helden übersetzt. Wort für Wort. »Diese Welt geht viel weiter als die normale«, sagt er, »sie beruht auf Fantasie, ist aber äußerst durchdacht, das gefällt mir an ihr.« Neben den sagenhaften Lexika stehen Atlanten. Auch sie zeigen nicht Mutter Erde, sondern Mittelerde.

Eines Tages, es ist schon ein paar Jahre her, stand er an der Haltestelle, als drei Jugendliche auf ihn zukamen und ihn ausraubten. Daniel ließ das mit sich geschehen. Selbst als sie ihn niederschlugen. Da stand er wieder auf und sagte ganz ruhig zu der Gang: »Keine Gewalt! Wir können doch über alles reden!« Er sagte das, weil er an das Gute glaubt. Viel zu unbeirrbar. Da schlugen die Jungen wieder zu. Immer wieder erhob sich Daniel, sprach zu ihnen, bis sie ihn wieder niederschlugen. Beim vierten Mal blieb er am Boden liegen.

Wenn er heute irgendwo an Haltestellen warten muss, steht er da, als gehöre er dort gar nicht hin. Wie ein Fremdkörper, doch scheinbar gelassen. Er ist es gewohnt, überall nicht dazuzugehören. Und doch ist Daniel ein Steher. Er hat gelernt, jeden Tag hinauszugehen in eine für ihn oft feindliche Welt.

Als unsere gemeinsame Zeit zu Ende geht, will ich mich von ihm verabschieden. Aber diesmal hoffentlich nicht so unbedacht wie bei der Begrüßung vor ein paar Tagen. Ich stehe vor ihm und winke ihm zu. Unbeholfen, weil ich ihm ja nicht die Hand geben will. Daniel sagt: »Ach was! Ist jetzt schon in Ordnung für mich.« Er lächelt. Und reicht mir seine Hand.

Der letzte Kumpel

Wie der Bergmann Peter erst alles verlor und dann alles gewann

Das Leben nach dem Tag X, das habe ich selbst schon früh erahnt.

Wenn ich es wieder fühlen möchte, steige ich in den ICE nach Essen.

Als Kind schon spürte ich es. Denn ich kam in einer Stadt und einer Zeit zur Welt, die ein einziges großes Danach waren. Ich wurde in Essen-Altenessen geboren. Und das in eben jenen Jahren, als die Zechen und die Stahlwerke starben. Als alles das, wofür meine Heimat groß und stark geworden war, vor unseren Augen nach und nach stillstand. Dann zusammenbrach. Und schließlich verschwand. Stein um Stein, Schlot um Schlot.

Sogar unser Held Helmut Rahn (»Rahn müsste schießen ... Rahn schießt! Tor! Toor! Tooor! Tooor!«), der Deutschland zum Weltmeister geschossen hatte, auch er ein Altenessener, lebte nur noch von seinem verflixten Nachruhm. Und betrieb einen kleinen Gebrauchtwagenhandel.

In seiner Stammkneipe saß er Abend für Abend. Und viel zu oft kam jemand rein, der ihn aufforderte: »Helmut, erzähl mich dat Tor!« Und dann stellte Rahn Schnapsgläser in perfekter, originaler Aufstellung auf die Theke. Und erzählte dat Tor. Bis er sich selbst immer mehr verlor.

So weit also Helmut Rahn. Und wo bitte war Otto Rehhagel,

wenn man ihn brauchte? Er lebte leider längst nicht mehr um die Ecke, in der Altessener Rahmstraße und er malochte auch nicht mehr »auf« Zeche Helene, wo er seine Anstreicherlehre gemacht hatte. Er spielte ebenfalls leider nicht mehr bei Rot-Weiss Essen oder auf Schalke, sondern beim 1. FC Kaiserslautern.

Helmut Rahns Stadion aber, das war geblieben, und das Licht der Flutlichter leuchtete bis in unsere Wohnung. Über der Arena ging auch die Sonne unter.

Eine meiner ersten Erinnerungen als Junge, der 1970 geboren wurde, waren die Sonnenuntergänge im Revier. Denn wir hatten nicht nur einen davon, sondern gleich zwei ... Mindestens!

Wenn sich die Nacht schon längst über das Ruhrgebiet gelegt hatte, zog eine Weile später noch mal Licht dort oben auf: Der Feuerschein der Stahlhütten von Krupp, die es damals noch gab, ließ den Nachthimmel glühen beim großen Abstich. Aber auch von den Kokereien und Zechen stiegen Flammen ins Schwarz. Sie fackelten das Grubengas ab, damals. Wir lebten nicht nur in einer Stadt der tausend Feuer, wie sich bald schon unser Nachbar Gelsenkirchen nannte. Sondern in einem Land der Zehntausenden von Feuern.

Vor allem, wenn die Nacht wolkig war, leuchtete es. Denn dann funkelte das Feuer der Hochöfen beim »Abstich« so schön von unten auf die Bäuche der Wolken. Dazu die Flammen der Raffinerien und Zechen, wenn sie Gas abfackelten. Das Schauspiel färbte unser Zuhause, das wir tagsüber als Abenteuerspielplatz erkundeten, in ein einziges Rot. So kam mir das vor als Kind.

Was freuten wir Knirpse uns damals auf diese Wolken. Sie schienen in Karminrot, Blutrot, Orangerot, Rostrot und ja, manchmal sogar in Rosarot. Was waren wir stolz auf diesen zweiten Sonnenuntergang, kurz bevor wir »in die Poofe« mussten.

Aber kaum waren wir größer und so grade aus dem Gröbsten raus, war der rote Himmel schon verschwunden. Denn es gab kaum mehr Stahlwerke in unserer Gegend.

Der Himmel über uns brannte nicht mehr. Und wir Kinder spürten ganz genau, dass da mit dem Himmel auch eine Welt verschwindet. Nicht irgendeine, sondern die Welt unter ihnen. Unsere wunderbare und wundersame.

Wir kauften weiter unsere »Klümpkes« am Büdchen. Das waren meist Brausebonbons, das Stück für zwei Pfennige. Oder dieses rosafarbene »Bazooka«-Kaugummi, an das ich bis heute denken muss, wenn ich den ersten Schluck von einem Weißbier trinke. Denn »Bazooka« schmeckte ein bisschen so. Dazu die Panini-Einklebebildchen. Vor den Büdchen standen immer mehr Männer. Die lungerten da herum und schütteten sich Schnaps in Fantaflaschen, weil Alkoholausschank vor Büdchen verboten war.

Oder sie standen in Dreierreihen und von Rauchwolken verhangen an der Theke der Eckkneipe, von der es in den Straßen unserer Kindheit in jeder mindestens eine gab und in die wir natürlich nicht hinein durften. Aber wir spielten vor ihren Türen und sahen die Männer torkelnd herauskommen, mitten am Tag. Das fanden wir damals witzig, denn die Männer scherzten mit uns und redeten ähnlichen Unsinn wie wir.

Andere Männer hingen morgens schon im Schiesser-Feinripp-Hemd im Fensterrahmen. Ihre Ellbogen waren in ein Kissen gestützt, und ihre Hände stützten ihr Kinn. Sie husteten, weil ihre Lungen voller Staub waren. Natürlich gab es aber auch solche Männer, die versuchten, ganz normal weiterzuleben. Die sich ein Hobby zulegten, die tagelang verschwanden im Keller ihres Zechenhauses, um da unten irgendwas zu werkeln. Wieder andere schafften es vielleicht sogar, noch mal von vorn anzufangen, viele als Maler, als Maurer oder bei den Stadtwerken. Aber die fielen uns nicht so auf wie jene, die nicht recht weiterwussten.

Wir Kinder auf der Straße waren vertraut mit lauter Männern, die meisten davon gestanden und kernig, aber frühzeitig erst einmal gestrandet. Mitten im Leben mussten sie ein Leben danach leben. Und viele von denen taten das tapfer und mutig. Davon habe ich gelernt, wie so viele.

Deswegen muss ich einen dieser Männer in diesem Buch porträtieren. Einen Bergmann.

Ich lebe seit 25 Jahren in München, glücklich, aber ich habe auch Heimweh bis heute. Vor allem nach Menschen wie diesem Bergmann. Wenn ich ihn beim Schreiben in Gedanken wieder vor mir sehe, läuft dazu gleich eine Melodie in mir ab. Die vom Lied der Bergleute:

»Glück auf! Glück auf! Der Steiger kommt! Und er hat sein helles Licht bei der Nacht! Und er hat sein helles Licht bei der Nacht, schon angezündt!«

Und mit dem Licht gehe ich für dieses Kapitel noch einmal zurück in die Zeit, als ich Peter Machaczek begegnet bin. Ins Jahr 2007 in Bottrop.

Das mit dem Licht ist immer so eine Sache auf Prosper-Haniel in Bottrop, Schacht 10. Es gibt Menschen hier, denen stiehlt die Zeche das Morgenrot. Peter Machaczek gehört dazu. Es ist fünf Uhr morgens. Ein milder Februartag, bald wird die Sonne durch den Nebel brechen. Für Machaczek aber geht sie erst in acht Stunden auf, wie immer. Machaczek macht jeden Tag Frühschicht. Um ihn herum bleibt die Nacht. Er wird sie mit in sein Bergwerk nehmen, so wie die vielen schlechten Nachrichten der letzten Tage.

Peter Machaczek kam in Essen auf die Welt, genau wie ich. Er ist damals 49 Jahre alt. 33 Jahre lang schon malocht er unter Tage. Ich frage ihn, ob ich ihn vor dem großen Aus begleiten darf nach unten. »Fühl dich willkommen«, sagt er. Und so fahren wir zusammen ein. Damals steht ihm seine letzte Schicht schon fast bevor.

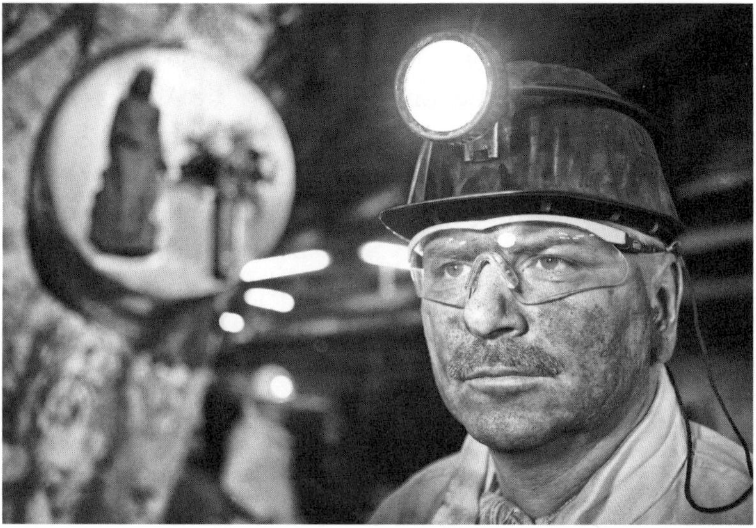

Peter nimmt mich mit in die Tiefe. Denn ich will von und vor allem mit ihm erfahren, wie sich das da unten anfühlt und wie er sich vorbereitet auf sein Leben danach. Auf das da oben.

Gleich schluckt uns der Schacht. Tief unten, vor dem Flöz, warten sie schon. Sein Rat an mich: »Tim, du darfst jetzt gleich nur nicht ausweichen, musst immer geradeaus laufen, mitten durch den Dreck. Geh nicht zur Seite, das ist gefährlich. Geh nur immer geradeaus!« Alles klar. Gänsehaut. Freudenträne weggewischt.

Peter Machaczek bewegt sich ein bisschen so wie ein gutmütiger Riese. Der 1,96-Meter-Mann ruht in sich und ist doch zielstrebig, durch und durch geländegängig. In der

Mannschaftskaue, der Umkleide der Bergleute, groß wie ein Fußballfeld, begrüßen ihn seine Kumpel. Viele gehen auf ihn zu, legen ihre Hände auf seine Schultern, umkränzen ihn in Gruppen.

»Glück auf, Peter!«, hallt es durch die zugige Kaue. »Ich bin Nummer 7261«, sagt Machaczek, und es klingt stolz. Er blickt zur Hallendecke, dort oben hängt seine Bergmannskluft an Haken 7261. Davor und daneben die Ausrüstungen seiner 4200 Kollegen. Ein Himmel voller Helme und Stiefel. Verbunden mit der Erde durch Stahlseile, sie spannen sich durch die Kaue, schließen sich zusammen wie silberne Vorhänge.

Jetzt ruckelt er an einem anderen Seil und zieht das Zeugs für mich zu Boden: »Hier! Alles, was du brauchst, Kerl«, sagt er und haut mir mit beiden Pranken auf die Schultern.

Nackt stehen Machaczek und ich nun in der Kaue, unsere Unterwäsche müssen wir gegen Zechen-Feinripp eintauschen – unsere eigene könnte Synthetik enthalten und sich statisch aufladen. In Schlagwettern unter Tage führen kleinste elektrische Ladungen zu Katastrophen, erklärt mir Peter. Nun zwängen wir uns ins blaue Bergmannshemd, legen den Arbeitsanzug an. Noch das Halstuch und die Schienbeinschoner umgeschlagen, dann sind wir zwei von vielen.

Ein Korbgerüst aus Stahl zieht uns und seine Kollegen in die Tiefe. Mit 40 Stundenkilometern ächzt der Käfig durch die Erde. Drei-, viermal legt sich ein mächtiger Druck auf unsere Ohren, lässt die Trommelfelle knacken. Derart halb betäubt, verstummen die schrillen Geräusche, das Zerren der Seile, das Krachen im Gebälk der Konstruktion. Wir schweigen. Laue Fahrtwinde dringen in den offenen Fahrstuhl. Die Erdwärme. So schnell spüren wir sie hier. Ein lauter Rumms, eine Wolke Staub. Wir sind angekommen in 1000 Metern Tiefe.

Das Stahlgitter vor dem Korb öffnet sich mit einem lauten Rasseln, Peter nimmt mich nun mit zu seinem Posten. Die Luft riecht klebrig und alt, nach Schmieröl und Vergangenheit, erinnert mich an U-Bahn-Schächte. An unseren Gürteln hängt der »Selbstretter«, er kann im Notfall das Brandgas Kohlenmonoxid in ungiftiges Kohlendioxid verwandeln.

Wir verschwinden in der Grubenbahn, ein Stahlwurm ohne Fenster, der uns 20 Minuten lang ins wild verzweigte Bergwerk karrt, ein Stück durch das 120 Kilometer lange Streckennetz. Bis er uns im Hauptstollen wieder auswirft. Nur alle hundert Meter funzeln Neonröhren ins Schwarz. Dazwischen müssen wir uns auf den Schein der Lampen auf unseren Helmen verlassen. Sie werfen einen kleinen Kreis Licht vor unsere Füße.

Ich bin froh, dass Peter vorangeht. Und dass er so groß und breit ist und mich hier unten beschützt. Manchmal lege ich in der Finsternis meine Hand auf seine Schulter, dass ich ihn bloß nicht verliere. Der Mann geht mit entschlossenem Gang ins Ungewisse voran, beruhigend für alle, die ihm folgen. Vom Weg abbringen können ihn auch nicht all die Hiobsbotschaften der letzten Tage. Es ist beschlossen. 2018 soll der Abbau der Steinkohle in Deutschland für immer eingestellt werden, und dann ist auch hier auf Prosper, einer der letzten Zechen des Reviers, Feierabend.

Man muss dazu wissen: Ins Wanken geriet Peter Machaczek in seinem Leben bislang nur einmal. Als sein ganzes Glück, das da oben wohnte, dort, wo die Welt so viel sicherer sein soll als hier unten, auf einmal zerbrach. Aber das ist eine Geschichte, die er mir später erzählen wird.

Wir stapfen immer tiefer hinein in sein Bergwerk. Karawanen von Kollegen kommen uns entgegen, allesamt wie

Durchreisende. Kein Einziger, der nicht mit »Glück auf!« oder wenigstens »Auf!« grüßen würde. Dass es nur so hallt. Ich habe feuchte Augen. Sicher bloß wegen des Staubs und der Hitze hier unten.

Wir bahnen uns unsere Wege über Gesteinsbrocken und durch tiefe Pfützen. Unser Trampelpfad verläuft keinen halben Meter vom Förderband entfernt. Eine Sirene schrillt kurz zur Warnung, dann rollt es los. In der Mitte des Ganges, neben unseren Schädeln, poltert die gehauene Kohle mit 30 Stundenkilometern durch das Dunkel. Wer als Besucher hier nach Halt sucht, riskiert, dass das Band ihn mitreißt. Aber ich habe ja Peter.

Unser Ziel ist der »Streb«, ein Seitenarm direkt am Flöz, das eigentliche Abbaurevier. Wir stoßen mit unseren Helmen an das »Schild«, eine Stahldecke, die den Streb abstützt. Über ihm drücken 1000 Meter Erde. Knappe zwei Meter Höhe misst dieser Ort, komfortabel zum Arbeiten, in anderen Streben müssen die Kumpel auf allen vieren kriechen. Ein gigantischer Bohrer mit hundert riesigen Zähnen frisst sich in den Flöz, fräst sich in die Kohle.

Die Luft vibriert und ich natürlich gleich mit. Ich drücke mir meine beiden Ohrenstöpsel tiefer in den Kopf. Die »Walze« vor uns haut Tonnen in der Stunde heraus. Jeden Tag rücken die Kumpel mit dieser Maschinerie um Meter vor. Wo sie gestern noch vor Kohle lagen, gähnt nun schon der »Alte Mann«, der alte Streb, der hinter ihnen so schnell zusammenfällt, dass sie zuschauen können. »Das Gebirge legt sich ab«, sagen die Bergleute mit Ehrfurcht.

»Was haben wir nicht alles schon mit hineingenommen«, sagt Peter jetzt zu mir. Die Sorgen um die Kinder, den Streit mit der Frau, die Schulden fürs Häuschen, die große Politik. Wenn sie in diesen Tagen nach acht Stunden wieder hochfahren, hat wieder einer der Regierenden Schicksal gespielt, mit ihrer Zukunft gehandelt. »Mir bleiben dann immer die Worte weg«, sagt Machaczek. »An der billigen Importkohle aus China klebt doch Blut«, sagt er, »bei denen auf der Zeche ist doch ein Menschenleben nichts wert.«

Für den Schutz seiner Kumpel ist Machaczek zuständig. Der gelernte Starkstromelektriker und Mechatroniker hat sich unter Tage hochgearbeitet zur Sicherheitsfachkraft, kontrolliert Apparaturen und Maschinen, inspiziert Tausende von Kabeln und Anschlüssen. 1600 Euro verdient der zweifache Vater netto. Er liebt seine Arbeit. So wie den Ort, an dem er sie ausübt, die Tiefe.

In den kurzen Pausen rieselt Peter mir braunes Pulver auf die Faust. Kaum ein Arbeiter, der nicht, sobald irgendwo ein Rad stoppt oder eine Maschine stockt, seinem Nachbarn Schnupftabak anbieten würde. Alte Tradition, denn unten darf nicht geraucht werden. Ein Kameradschaftsritual. Machaczek sagt: »Wenn einer von uns im Dreck liegt, legen wir uns neben ihn. Das verbindet. Jeder kann sich auf den anderen verlassen.« Die Leute hier unten machen das, was oben vielen längst fehlt: gemeinsame Sache. Das hat sie resilient werden lassen gegen jede noch so düstere Aussicht. Auf die Männer hier unten ist Verlass. Sich aufeinander verlassen zu können, schenkt dem anderen Stärke und macht selber stark.

Ich niese laut und heftig, weil ich den Schnupftabak nicht gewohnt bin. Die Kumpel lachen. Mannschaftsspieler sind sie, viele von ihnen auch nach der Schicht. Machaczek liebt Handball, war Jugend-Nationalspieler. Seine Hände erzählen von seiner Leidenschaft und von der schweren Arbeit. Die Narbe auf seiner Rechten hinterließ ein Unfall unter Tage.

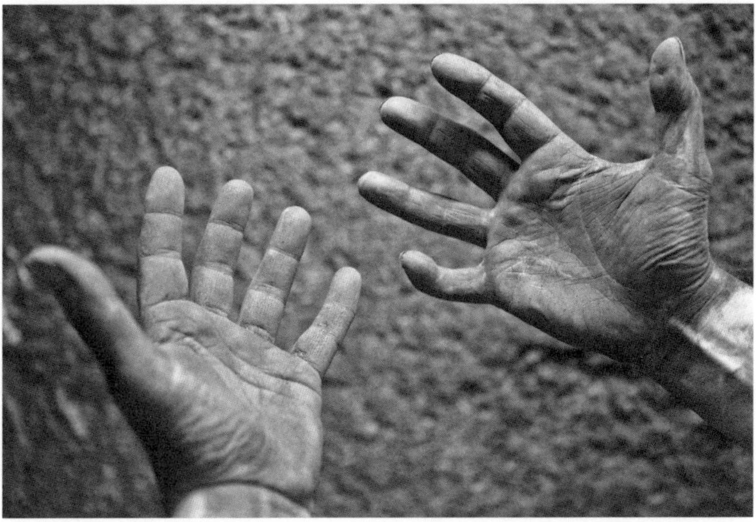

Seine Hände setzt der massige Mann wie Werkzeuge ein. Wenn sie nichts zu arbeiten bekommen, ruhen sie, starr wie abgestellte Schaufeln. Wenn sie jemanden begrüßen, holen sie aus wie Fäuste eines Boxers, schwingen auf ihr Gegenüber zu, umfassen selbst die Hände eines Fremden wie die eines alten Freundes. Machaczeks Hände geben Vertrauensvorschüsse. Sie geben sich her, ohne lange zu zögern. Das ist lebenswichtig. Und Mut machend. Sie schlagen ein.

So sehr die schwere Arbeit diese Hände geformt hat, so wenig konnte sie seinem Gesicht anhaben. Es wirkt zehn Jahre jünger, zuversichtlich, unvoreingenommen. Mittendrin ein eisgrauer Schnauz, der unten schwarz einfärbt. Seine Wimpern nehmen als Erstes den Kohlenstaub an, wie Tusche. Stunden später legt sich das Schwarz in die Falten um Mund und Nase. Nach acht Stunden unter Tage hat sich die Kohle schließlich in unsere ganzen Gesichter gegraben. Der Schweiß hat sie wie mit Klarlack überzogen. Der nahe Frischluftschacht bläst zwar Winde in den Streb, gute

30 Grad Wärme bleiben trotzdem im Stollen stehen. Unsere Kluft hat sich längst an unsere Haut geklebt.

Vielleicht stimmt es ja, was die Raumfahrer und Piloten sagen, dass die Probleme der Welt, von oben betrachtet, auf Ameisen-Dimensionen schrumpfen. Dann funktioniert es aber auch von unten besehen, glaube ich. Im mächtigen Bauch des Bergwerks fühlt sich Machaczek oft von seinen kleinen Sorgen befreit. Hier schürft er seit drei Jahrzehnten Kohle. Und jeden Tag neue Hoffnung.

Er wendet sich an die Dunkelheit, sie ist seine Vertraute. Die Enge, die vermeintliche Eintönigkeit bedroht ihn nicht, sie umschließt ihn mit einer für Fremde kaum vorstellbaren Geborgenheit. Diese Erdverbundenheit findet sich bei den Menschen aus dem Revier auch über Tage wieder. Sie leben in einer Welt, die vielen lange als hässlich galt. Nun beleben sie ihre Altlasten, verwandeln ihre Industriebrachen in Attraktionen. Weltkulturerbe-Stätten ehren die große Zeit der Kohle. Doch die Zuneigung der Reviermenschen zu ihrer Heimat kommt auch ganz ohne Sehenswürdigkeiten aus. Es sind eher Fühlbarkeiten.

Auch Machaczek ist ein Mann, der nicht sprechen muss, um alles zu sagen. Und wenn er etwas sagt, dann hallen seine Sätze oft lange nach. Manchmal klingt Wehmut an. Dann hilft ein Blick auf das schwer beladene Förderband. »Wenn das voll ist, ist für mich Weihnachten«, sagt er, »dafür arbeite ich doch. Dann gehe ich nach der Schicht ganz anders raus aus dem Tor, kerzengrade.« Wenn Machaczek sich freut, blitzen seine Zähne schneeweiß aus dem Schwarz hervor. »Und wenn mich das Dunkel hier unten bedrückt, denke ich an die schöne Gegend dort oben.«

Schacht 10 von Prosper-Haniel liegt idyllisch, ganz nah am Wandergebiet Kirchheller Heide. Der Weltmeistermacher von 1954 aus Altenessen, Helmut Rahn, ging sonntagnachmittags hier spazieren. Die Mütze tief ins Gesicht gezogen, weil er kein Held sein wollte. Grad deswegen ist er aber meiner. Wenn es mir mal nicht so gut geht, suche ich im Netz nach dem Endspiel von 1954 in Bern und nach der Stimme des Reporters Herbert Zimmermann. Dann höre ich: »Rahn müsste schießen ... Rahn schießt! Toor! Tooor! Toooor! Tooooor!« Und dann geht es mir wieder gut.

Fußball ist der große Sinnstifter, seitdem die Kohle bröckelt. Trotz aller Krisen, Kahlschläge und Wandlungen bleibt diese Tradition. Eine gern glorifizierte Patina aus blau-weißen oder schwarz-gelben Farben liegt über allem Grau. Bunte Flaggen wehen aus den sandstrahlgesäuberten Bergmannshäuschen und den Lauben der Schrebergärten.

»Glück auf!« steht auf den Schals in der Veltins-Arena auf Schalke, der Kathedrale des Kohlenmythos. 60000 stimmen das Steigerlied an. Auf dem größten Transparent über der Nordkurve prangt der Schriftzug: »Nur wer seine Wurzeln achtet ...« Und weil sich diese Mannschaft zu ihnen bekennt und sich immer noch zu Ehren der Bergleute »Knappen« nennt, ging auch sie regelmäßig unter Tage.

Dann ist schon Mittag, und mittags ist für Machaczek Sonnenaufgangszeit. Seine Frühschicht geht zu Ende. Der Stahlkorb, der ihn in den Tag hinaufziehen wird, wartet schon. Doch eilig hat es der Bergmann nicht, nichts treibt ihn. Er hebt einen Klumpen Kohle auf, der ihm vor den Fuß rollt, und lächelt: »Das hier ist unser Leben.« Wie zum Trotz will er nun die Heizung daheim auf Kohle umstellen. Das eigene Haus als Bollwerk.

»Wer ordentlich arbeitet, darf es sich auch gemütlich machen«, sagt er und lädt mich noch auf ein oder zwei Pils an seiner Theke im Wohnzimmer. Die hat er aus schweren Steinen zusammengebaut. Auch die Sessel sind wuchtig geraten, viel Eiche, viel Polster. Davor spannt sich das Dach eines Wintergartens. Aussicht im Übermaß, Sonne, Regen, Wolken, Tag und Nacht, der weite Himmel. All das eben, was er acht Stunden am Tag gegen das Dunkel eintauscht. Weitsicht ist Luxus unter Tage.

Manchmal, wenn es ganz eng wird im Stollen, stellt sich Peter vor, wie unendlich groß der Kohleflöz ist, vor dem er gerade arbeitet. Von England her unterwandert er die Nordsee, stemmt und streckt sich unterm Ruhrgebiet, verschwindet im tiefsten Polen. Von diesen wunderbaren Dimensionen sagen sie nichts, abends in der »Tagesschau«, wenn es um seine Kohle geht. Dann sitzt er vorm Fernseher.

Ein paar Monate nach unserer gemeinsamen Grubenfahrt wurde Peter Rentner. Mit 49. Heute lebt er zufrieden, gesund und hat nach langer Sorge um sein Morgen seinen Frieden mit seinem Leben gemacht. Er ist fünffacher Opa und Mitglied der Ehrengarde von Prosper Haniel. Da hatten sie für ihn extra eine Ausnahme gemacht, denn normalerweise dürfen nur Steiger Ehrengardisten werden. Zusammen mit seinen Kumpels besucht er oft Schulen und bringt den Ruhrpott-Kindern von heute nahe, wie das damals war unter Tage im Revier.

Und außerdem hat er mit seinen Freunden einen Weinberg angelegt. Jawohl, einen Weinberg. Mitten im Revier, in Hünxe auf einem alten Wetterschacht. »Sonneneck Schacht Hünxe« haben sie ihn genannt. »Das ist unser Paradies«, sagt Peter. »Wir haben da sieben verschiedene Rebsorten angebaut, die mischen wir alle schön zusammen, so wie wir das halt machen in unserer Heimat. Und wat soll ich sagen? Dat schmeckt!«

Dann denkt Peter zurück. Wenn er sich erinnert, wirft er immer noch seinen Kopf in den Nacken. So wie damals unter Tage. Da schaute er an die Decke des Strebes, suchte eine Höhe, die es dort unten nicht gab. Er schnitt mit dem Schein seiner Lampe auf dem Helm lauter kleine Kegel ins Schwarz.

Die Kohle leuchtete. In den Klumpen funkelten Tausende Kristalle. In diesem Moment musste Machaczek plötzlich an seine Frau denken. Und so kam es, dass er mir von ihr erzählte.

Und davon, wie er manchmal fast verzweifelte an ihrem Krankenbett. Seine Frau nahm ihn dann bei der Hand und führte ihn ein Stockwerk höher. Auf die Kinderkrebsstation. Sie sagte: »Sieh mal, die Kleinen hier haben echte Probleme, viel größere als ich.« So war das damals, vor vielen Jahren, als die Familie Machaczek noch jung war und große Pläne hatte, ihr Haus im Rohbau stand. Der Sohn war sieben, die Tochter fünf. Die Mutter gab den dreien viel Kraft. Sogar als sie kaum noch welche für sich selbst übrig hatte.

Machaczeks sonst so feste Stimme brach damals, als er weitersprach: »Unser Häuschen hat meine Frau nie betreten.« Dann schwieg er für Sekunden. Wie eine »Rakete« sei sie für ihn gewesen, sagte er. Mit 35 Jahren wurde Machaczek Witwer. Und musste schon damals ein Leben danach leben. Bevor das Leben nach der Zeche kommen sollte.

Mag sein, er ging damals nicht so gerade durch das Tor wie sonst: »Das war schon ein Schlag damals«, flüsterte er. »Aber meine Rakete hat gesagt, dass ich nie aufgeben soll.« Das hat er ihr versprochen. Seinen Kumpels übrigens auch. »Ohne die hätte ich das nie überstanden. Wie die mir zur Seite standen, das war schon irre.« Die Männer von Schacht 10 gingen mit Machaczek durchs Dunkel. Bis nach oben. Da wo es früher sogar nachts manchmal hell leuchtete. Wenn der Himmel brannte.

Als Peter seine allerletzte Schicht hatte, haben sie ihm ein Geschenk gemacht. Da kam er raus aus dem Schacht, und vor ihm stand ein Trompeter. Der spielte das Lied der Bergleute, nur für ihn allein: »... Und er hat sein helles Licht bei der Nacht! Und er hat sein helles Licht bei der Nacht schon angezünd't!«

»Eine wie sie gibt es selten hier«

Linda wollte ihren gewalttätigen Vater töten. Zu Besuch im Frauengefängnis

Der Tag, der alles ändert, fängt für Linda dort an, wo alle Hoffnung aufhört. In einem Frauengefängnis in Rheinland-Pfalz.

Ich fahre zu ihr bis zum Hauptbahnhof Koblenz und steige dort in einen Regionalzug.

Aber fangen wir besser mit den Maiglöckchen an. Denn mit Maiglöckchenblättern hat Linda ihren Vater vergiftet. Jenen Mann, der sie ein Leben lang gequält hatte.

Es ist schon einige Jahre her, dass ich Linda, die in Wirklichkeit anders heißt, begegnet bin. Aber spätestens wenn es Frühling wird, werde ich mich wieder an sie erinnern. Und immer ist es ein schöner Anlass. Denn schon die Schneeglöckchen im Februar, die als Erste so mutig durch den Schnee brechen und die ihren Nachfolgern im März und April so ähneln, erinnern mich an sie.

Dieses Kapitel riecht aber auch nach dem Gefängnis, in dem ich sie damals besuchte. Die Luft in diesem deutschen Knast roch fast ganz genau so wie in den anderen, die ich bei einigen anderen Recherchen von innen kennenlernte: Immer hängt da diese Mischung aus kaltem Zigarettenrauch, Bohnerwachs, Schweiß und Eintopf in der Luft.

Und in diese Luft hinein dringt jener Geruch, den man kennt, wenn man seinen Personalausweis verlängern muss. In alten Rathäusern oder Kommunalreferaten riecht es nämlich ganz ähnlich. Regelrecht verloren, anonym und austauschbar: nach Gemäuer, nach Stein, Beton, Putzmittel und ein bisschen auch nach dem Kaffeesatz aus der Teeküche, dem Holz der Aktenschränke und dem Muff der vergilbten Gardinen.

Das Schlimmste im Gefängnis aber ist nicht der Geruch der Luft, sondern dass sie so stillsteht in den Gängen und Gemeinschaftsräumen. So still wie das Leben dort. Die Luft ist eingesperrt wie die Menschen. Still und stickig war Lindas Dasein, ihr Leben danach. Nach ihrer Tat.

Das schöne Wort von der Freiheit, die man atmen kann, es stimmt. Man wird sich dessen in einem Gefängnis erst so richtig bewusst.

Als ich Linda besuchte, hatte sie schon drei Jahre abgesessen und wurde gerade in den offenen Vollzug verlegt. Das bedeutete, dass sie die Anstalt erstmals für ein, zwei Stunden verlassen durfte. Sie zog gerade in einen separaten Gebäudetrakt, zwei Minuten vom Hauptgefängnis entfernt. Wenn es die Beamten genehmigten, konnte sie das Gelände verlassen, um Lebensmittel einzukaufen. Sie erlaubten ihr auch, in der nahen Hochschulbibliothek zu recherchieren, denn Linda studierte während ihrer Haft per Fernstudium Psychologie. Und so durfte ich sie bei ihren ersten Schritten hinaus begleiten.

Wohin will man zuerst, wenn man wieder nach draußen darf? Das fragte ich Linda, und sie hatte nur einen Wunsch. Bitte sofort in den nahen Wald, den sie erahnen konnte, wenn sie sich dafür auf den wackligen Stuhl in ihrer Zelle gestellt hatte, um über die Mauern und durch die Gitter hinaus zu schauen.

Der Wald war immer ihr Zuhause. Denn jenes aus Steinen, in dem sie groß werden musste, war keines. Es war ihr Abgrund.

Wie hatte sie in den drei Jahren ihren Wald vermisst. Mehr noch als die Sonne, die es meist nicht über die Mauer vor ihrem Zellenfenster schaffte. Wenn der Wind günstig stand, hörte sie zumindest das Rauschen der Baumkronen hinter dem Wall. Manchmal auch die Stimmen der Männer, die auf der Straße vor dem Gefängnis standen und ihren eingesperrten Frauen Grüße zuriefen. Keine 20 Meter von ihrem Zellenfenster entfernt schlug die Glocke des Kirchturms. Ein Uhrwerk, das ihre Zeit in Haft abmaß. Ein Klang, der das Klirren der Schlösser und das Hallen der Schritte auf den Gängen für einen Augenblick übertönte.

Lindas Stiefvater hat seine Tochter über viele Jahre ihres Lebens misshandelt, später auch ihren Bruder. Deshalb hat sie versucht, ihn zu vergiften. Ein Landgericht verurteilte sie zu fünf Jahren Haft wegen versuchten Mordes. Ihr Stiefvater wurde lange Zeit nicht einmal angeklagt. Als ihm nach einigen Jahren dann doch noch der Prozess gemacht wurde, kam er ohne Haftstrafe davon.

Als ich Linda treffe, hofft sie, vor Verbüßung der vollen fünf Jahre entlassen zu werden. Der Leiter des offenen Vollzugs sagt zu mir: »Ich muss sie nicht noch zusätzlich bestrafen.« Er setzt sich ein für Linda, und er sagt auch: »Eine wie sie gibt es nur selten hier.«

Gemeinsam gehen wir noch einmal durch das Frauengefängnis. Seit 200 Jahren türmen sich seine Mauern mitten in einem 70000-Einwohner-Ort auf. Ein Bau, in dem jeder Schritt über den Steinboden hallt als leises Echo. Dazu das Stimmengewirr jener Frauen, die stundenweise nicht eingeschlossen sind in ihren Zellen. Die zusammenstehen in Grüppchen und uns mustern.

Linda führt mich jetzt in den Innenhof, der kleiner als ein Schulhof ist und von dem aus man nur in den Himmel über dem Gefängnis sehen kann. Tag um Tag lief sie hier im

Kreis, meist im Dauerlauf. Was den Vorteil hatte, nicht bei den falschen Frauen irgendwo zum Stehen zu kommen und in Streit mit ihnen zu geraten. Es waren immer dieselben beim Hofgang, die darauf lauerten. Und wer sich nicht bewegte, wurde bevorzugt ihr Opfer.

Zwei Enten watscheln über ein kleines Stück Wiese, denn die Gefangenen füttern sie. Hinter ihre Gitter, vor ihre Zellenfenster, haben die Frauen Lebensmittel deponiert, um sie zu kühlen. Ein paar von ihnen haben einen Blumentopf oder ein Stofftier an die Gitter gebunden. Und wieder hallen die Stimmen im Hof. Jene aus den offenen Zellenfenstern und unsere da unten. Auch wenn sich Linda hier angewöhnt hat, leise zu sprechen, so vervielfältigen sich ihre Worte in diesem Gemäuer.

Über uns ziehen Haufenwolken. Die Weite und Schönheit der Natur, sagt Linda, vermisse sie deshalb so sehr, weil sie als Kind und Jugendliche »keine Menschen gehabt« habe. »Aber meine Natur hatte ich. Mit ihr bin ich aufgewachsen. Sie war mein Bezug.« Als junges Mädchen lief sie nach der Schule selten gleich heim, denn dort wartete der Stiefvater. Stattdessen floh sie in den Wald. Er umfängt sie, nimmt sie auf, bis heute.

Unser Spaziergang führt uns hinter ein Industriegebiet. Bauernhöfe und Felder umsäumen den Forst. »Riechen Sie die Früchte?«, fragt Linda, als wir in den Wald voller reifer Brombeeren eintreten, und schließt die Augen. Dann sucht sie nach den kaum wahrnehmbaren Hügeln und Erhebungen dieser flachen Gegend, findet auf einer Lichtung eine Brücke, streckt ihre Arme aus und lässt ihren Blick schweifen: »Sehen Sie mal, wie toll die Aussicht von hier oben ist!« Die Brücke ist keine zwei Meter hoch.

Strafmildernd wertete das Gericht, dass sich Linda zum Tatzeitpunkt in einer »seelischen Endzeitstimmung« befunden habe, und folgte damit der Einschätzung mehrerer Gutachter. Der Oberstaatsanwalt ging im Laufe des Prozesses von seiner Strafmaßforderung zurück. Linda habe sich in einer »affektiven Anspannung« befunden und unter einem »selbstherrlichen und Züchtigungen nicht abgeneigten« Stiefvater gelitten.

Ihr Stiefvater hat sie nicht nur geschlagen, sondern auch über ein halbes Jahr lang, als es ihrer Mutter schlechtging, vergewaltigt. Meist hat er sie mit Gegenständen geprügelt, mit einer Peitsche oder einem Stock. Er hat sie ein »Kuckuckskind«, das »nichts tauge«, genannt, so erinnert sie sich. Nach dem Abitur und einer Ausbildung als Buchhändlerin flieht sie aus dem Elternhaus, zieht nach Sachsen und studiert Philosophie. Währenddessen holt sie die Vergangenheit mit psychosomatischen Symptomen ein. Die junge Frau leidet jahrelang derart unter Kopfschmerzen, dass sie ihr Studium abbrechen und auch ihren Job in einer Werkstatt aufgeben muss. Häufige Kopfschmerzen können durchaus mit chronischen Traumatisierungen in der Kindheit in Zusammenhang stehen, wie die klinische Forschung vermuten lässt. Viele Erwachsene, die als Kinder misshandelt wurden, scheinen häufiger an Kopfschmerzen oder anderen Schmerzzuständen zu leiden.

Fatalerweise zieht sie für einige Wochen zurück ins Elternhaus. Nach wenigen Tagen bereits erlebt sie, wie ihre jüngere Schwester, das leibliche Kind ihrer Mutter und ihres Stiefvaters, ebenfalls Opfer wird. »Sie hat meine Stelle eingenommen«, sagt Linda und beschreibt den Sommerabend, an dem sie versucht, ihren Stiefvater zu töten: wie der ihre Schwester mit einem langen Eisenstab schlägt. Wie sie nicht wagt dazwischenzugehen. Wie sie ein Bündel getrockneter und giftiger Maiglöckchen-Blätter in ihrer Hosentasche trägt, weil sie plant, sich eines Tages selbst mit ihnen umzubringen. Wie sie später für den Vater kochen muss und in ihrer Verzweiflung die Blätter zerreibt und in die Portion des Vaters rührt.

Der Stiefvater isst nur ein Drittel des Gerichts, bereits Minuten später schütteln ihn Krämpfe, er übergibt sich noch am Tisch, ringt um Luft. »Ich konnte ihn nicht leiden sehen«, sagt Linda, und dass sie sich entschloss, den Mann ins Krankenhaus zu fahren. Sein Herz bleibt in dieser Nacht stehen. Doch die Ärzte können ihn reanimieren. Zwei Tage später gesteht Linda ihrer Mutter, den Stiefvater vergiftet zu haben.

Linda sagt zu mir unter Tränen: »Wenn wir von Schuld reden, muss ich sagen: Ja, ich fühle Schuld. Vor allem Schuld, meiner Schwester nicht geholfen zu haben, weil ich zu feige war, mich meinem Stiefvater in den Weg zu stellen.« Sie sagt, dass sie nie an Rache oder Bestrafung gedacht habe für das, was sie selbst erleiden musste. »Ich wollte nur, dass er endlich meine Schwester in Ruhe lässt. Heute weiß ich, ich hätte mich für sie auf andere Weise einsetzen müssen.«

Sie sagt, dass das Jugendamt nicht reagierte, als sie dort um Hilfe bat. Ihre Mutter hätte Linda vor Gericht helfen können, doch die verweigerte die Aussage. Sie ist bis heute stumm geblieben. Zu Weihnachten schickte sie eine Karte in Lindas JVA. Ohne jedes Wort. Nur an der Handschrift auf dem Briefumschlag erkannte die Tochter den Absender.

Nach dem Waldspaziergang kommen wir an der Mauer des Gefängnisses vorbei. Linda will über sie hinüberblicken, als wolle sie sich verabschieden. Wir steigen auf den Kirchturm, dessen Glockenschläge Lindas Zeit an diesem Ort begleiten, und schauen auf das Fenster ihrer alten Zelle. 8,5 Quadratmeter war sie groß.

Fünf Prozent aller Gefangenen in Deutschland sind weiblich. Jede dritte Insassin in Lindas Frauengefängnis wurde

Opfer männlicher Gewalt. Einige haben mit Gegengewalt reagiert, Männer verletzt oder getötet.

Linda sagt, sie habe in der Haft eine zweite Persönlichkeit entwickelt, eine ernste, zurückgenommene. Wenn sie nun für Stunden frei ist, spürt sie, dass es die alte Linda noch gibt. »Ich kann wieder lebhaft und aufgeschlossen sein wie früher, der Wechsel fällt mir unerwartet leicht.« Tritt sie aus dem Gefängnis hinaus, ändert sich ihr Gang, weiten sich mit ihrem Blick auch ihre Schritte.

Zurück im Trakt des offenen Vollzugs, legt sie wieder den Kopf zur Seite, wenn sie erzählt. Sie fixiert ihr Gegenüber. Ihre Augen werten. Ihre Aufmerksamkeit hat sich in den drei Jahren Haft geschärft. Sie hat sich Misstrauen angeeignet, ein im Gefängnis notwendiges Grundgefühl, wie sie sagt, weil man sich auf niemanden verlassen dürfe.

Der Zweifel weicht, wenn sie erzählt, wie vor ein paar Nächten ein Vogel direkt vor ihrem Zellenfenster sang. Wie sie in ihrem Bett lag, für Stunden verharrte und lauschte. Ihre Stimme bricht und klingt mädchenhaft: »Ich hab es nicht glauben mögen. Aber es war eine ... Nachtigall ... eine echte Nachtigall!«

Linda ist groß gewachsen, in ihren braunen Haaren liegt ein Blondschimmer. Sie kleidet sich mit T-Shirts und Hosen aus der Sozialkammer. Sie besitzt kaum etwas. Während der Haft hat sie nicht wie die anderen Insassinnen gearbeitet, sondern ihr Fernstudium begonnen. Ihr Philosophiestudium gab sie auf. Nun hat sie vier Semester in zwei Jahren geschafft, schreibt gerade ihre Zwischenprüfung.

Ihre Nachbarinnen im Knast haben versucht, ihre Zellen wohnlich zu dekorieren. Lindas Zimmer aber ist weiß und kahl. Das Keyboard, auf dem sie Schumann und Bach spielt, und der alte Computer für ihre Hausarbeiten sind geliehen. In einer Kladde verwahrt sie ihre Bleistiftzeichnungen.

Dutzende Porträts von Mitgefangenen hat sie schon gefertigt, und die haben sich dafür mit Briefmarken bei ihr bedankt. Nur drei Fotos hängen an der Wand. Sie zeigen ihre beiden Freunde aus Studienzeiten. Sie schreiben sich sehr oft. Die beiden werden Linda in ein neues Leben begleiten. Zu ihnen wird sie zunächst ziehen, wenn sie entlassen wird. »Es ist schön, dass es da eine Welt gibt, in die ich zurückkehren kann«, sagt sie.

Zurückkehren wird sie auch in die Welt der Bücher, zu Dostojewski und Tolstoi, C. S. Lewis und Tolkien. Als Freigängerin darf sie endlich wieder in Bibliotheken. In ihrer alten Zelle las sie in ihrer Not auch die billigen Liebesromane, die im Flur auslagen. Und setzte der Beklemmung des Gefängnisses Worte entgegen, fing an, selbst zu schreiben. Vor einigen Wochen bekam sie dafür sogar einen Literaturpreis.

Später, sagt sie, würde sie gern »im öffentlichen Bereich« arbeiten, gern als Journalistin, »weil es so viele verborgene Dinge gibt, von denen die Öffentlichkeit nicht viel weiß. Etwa von den Zuständen in einem Gefängnis.« Vergeblich, so erinnert sie sich, habe sie Vorschläge für eine Gefangenenbibliothek gemacht. Vergeblich war auch der Versuch, eine Tageszeitung zu abonnieren, denn die sei so gut wie nie bei ihr angekommen.

Als sie an einem Freitagnachmittag mit Schwindelanfällen auf der Toilette zusammenbricht und dort von einer Mitgefangenen aufgefunden wird, habe sie erst dienstags ein Arzt untersucht, sagt sie. Der Anstaltsleiter bestreitet diesen Vorfall. Fragt man die Bediensteten der JVA nach Linda, antworten sie mit einer Mischung aus Angestrengtheit und Bewunderung, denn bequem war die Inhaftierte nie. »Sie ist wie keine andere Insassin«, sagt auch die stellvertretende Anstaltsleiterin zu mir, »sie ist hochintelligent, sehr belesen. Sie nahm nie den einfachen, gängigen Weg, sie ging immer ihren eigenen.« Und ihre Wege werden unwegsam bleiben: 55 000 Euro Schulden erwarten sie in Freiheit. So viel fordert die Krankenkasse des Stiefvaters von ihr für die Behandlung des Vergifteten.

Eine Weile, sagt Linda, habe sie der Stiefvater in Gedanken bis ins Gefängnis verfolgt. Das sei jetzt vorbei. »Hier bin ich sicher vor ihm.« Sicher vor dem Mann, der ihr schon als Kind verboten hatte, in seiner Gegenwart zu reden. »Ich war darauf konditioniert zu schweigen, wenn er den Raum betrat.«

Der Stiefvater bestreitet, seine Tochter misshandelt oder vergewaltigt zu haben. Lindas Verteidiger nannte ihr Leben in der Familie vor Gericht ein »Aschenputteldasein«. Eine alte Schulfreundin erinnerte sich an ihre »sehr unglückliche Kindheit«, ein Ex-Freund schilderte, wie der Stiefvater ihn eines Tages in seinem Haus in die Küche gesperrt und mit einem Axtstiel bedroht habe. Lindas Schwester erschien nie vor Gericht. Der Vater erklärte, seine Tochter wolle nicht aussagen.

Linda bestand in der Haft ein aufwendiges Glaubhaftigkeitsgutachten. Immer und immer wieder befragte sie ein Psychologe nach Details ihrer Qualen und suchte nach Widersprüchen in ihren Aussagen. Er fand keine. Es folgte ein psychiatrisches Gutachten, das sie auf mögliche Störungen untersuchte. Auch dieser Test ging zugunsten von Linda aus. Ihr wurde »lediglich« eine Posttraumatische Belastungsstörung attestiert.

Linda hat an Resilienz gewonnen, weil sie trotz aller Not immer lösungsorientiert in ihrem Denken und Handeln war, schon als Kind. Sie begab sich in den Wald, um dem Vater zu entfliehen, aber auch, um sich von der Natur geschützt und ummantelt zu fühlen, ein Gegengewicht zur grausamen Auslieferung daheim zu schaffen und ihre eigene kleine Welt zu haben.

Als junge traumatisierte Frau dann ging ihre »Problemlösung« abrupt in die moralisch falsche Richtung, als sie den Vater vergiftete. Anschließend kam die Zeit in Haft, die sie quälte, die sie aber dennoch nutzte, um nachzureifen. Selbst eingesperrt halfen Linda ihr starker Pragmatismus, ihre Klugheit und ihre Kompetenz, Hürden zu überwinden und Täler zu durchschreiten – und so ungeachtet des gerichtlich auferlegten Stillstands voranzukommen in ihrem Leben.

Ihre frühere, schier endlose Verzweiflung und die damals fast noch kindliche Impulsivität haben sie einst in die Irre geführt. Weil sie durch die Übergriffe des Stiefvaters an ihrer kleinen Schwester so sehr getriggert wurde, hat sie ihre Emotionalität nicht in die richtigen Bahnen lenken können. Das ist ihr als erwachsene Frau nun lange schon gelungen. Sie hat ihr Leben im Leid aktiv ins Gegenteil verkehrt.

In der Zeit, als ich sie im Gefängnis begleitete, wollte ich auch ihr Elternhaus und die Bäume ihrer Kindheit aufsuchen, die sie beschützt haben. Ich fuhr in einen entlegenen Ort in Bayern. Dort streift man dichte Wälder und Alleen mit Eichen, die so eng stehen, dass ihr grünes Dach das Tageslicht aussperrt. Die Nachbarn von Lindas Familie sind Bauern. Einer schlachtet gerade Hühner, einer holt eilig Heu ein, weil schwere Wolken über das Dorf ziehen, die Luft nach Regen riecht. Sie sagen, niemand dürfe dem Stiefvater nahe kommen. Auch Schulfreunde der Kinder hätten niemals zu Besuch sein dürfen. Manche Nachbarn fürchten nun um Lindas Schwester, die immer noch dort lebt.

Das Haus, in dem Linda aufwuchs, ist umwuchert von einem hohen Garten, liegt verschanzt. Nach dem vierten

Klingeln öffnet ein schwerer Mann mit nacktem Oberkörper und kurzen Hosen. Sein großer Hund fletscht die Zähne und eilt dem Frührentner voraus. Der Mann mustert mich mit einem beharrlichen Blick.

»Ich komme gerade von Ihrer Tochter«, stelle ich mich vor. »Welche Tochter?«, entgegnet der Stiefvater herausfordernd. Er stemmt seine kräftigen Arme auf den Zaun. Seine Augen verengen sich: »Ich warne Sie, wenn Sie über mich schreiben, das wird teuer! Da freue ich mich über noch mehr Geld.« Und dann: »Meine Tochter ist sehr intelligent, die hat sich das alles ausgedacht.« Als ich ihn nach dem Abend frage, an dem er seine andere Tochter mit der Eisenstange verprügelt hat, schlägt sein Zynismus in Hohn um. Er sagt: »Das war doch nur Spaß.« Dann verschwindet er wieder, laut schimpfend. Im Haus hört man die aufgebrachten Stimmen der Mutter und die eines Mädchens.

Das alles ist jetzt einige Jahre her. Heute lebt Linda ein erstaunlich normales Leben. Unter neuem Namen und in einer neuen Stadt. Ihr geht es gut. Was damals geschah, hat sie hinter sich gelassen. Nur etwas ist ihr geblieben von damals. Ihre Halskette.

Einer lieben Freundin von Linda gelang es nämlich, einige Gegenstände aus dem Elternhaus zu holen, die ihr viel bedeuten. Ihre Zeugnisse, ihre CDs, zwei Ohrringe und die Kette. Mit blauen Perlen, die sie an das halbe Jahr als Rucksacktouristin in Australien erinnern. Die Kette trägt sie nun bis heute. Sie sagt: »Sie steht für eine wunderbare Zeit in meinem Leben.«

Für die Freiheit, die sie ab jetzt jeden Tag leben will. In ihrem Leben nach dem Tag, der alles veränderte.

»Weil das Leid da ist«

Die Nacht ist schon der Anfang eines neuen Tages. Noch einmal unterwegs mit dem Kriseninterventionshelfer Hermann

DAS BUCH ENDET, WO ES BEGANN. Noch einmal geht es mit Hermann Saur zu Menschen, deren Leben danach beginnt, wenn er bei ihnen klingelt.

Wir sind beide wieder im Einsatz. Der nächste Notfall, der auf ihn wartet, wird ein schwerer. Ein neuer Funkspruch ruft ihn jetzt. Wir hetzen in eine Reihenhaussiedlung in München-Thalkirchen.

Diesmal wartet der Tod hinter der Tür. Vor ihr steht wieder Hermann Saur und versucht, seinen Atem zu beruhigen. Einer der Bewohner, ein Familienvater, lebt nicht mehr. Er hat sich erhängt. Hermann Saur vom Krisen-Interventions-Team klingelt und hört, wie ein Schluchzen zu ihm durch die Tür dringt. Das Läuten, es klingt unerträglich heiter und freundlich in meinen Ohren.

Eine Frau öffnet uns die Haustür. Ihre Augen liegen versunken in Höhlen, blicken durch Saur und mich hindurch. In ihrem Blick steht Entsetzen. Die Frau beugt sich vor Schmerzen. Stumm führt sie uns eine Wendeltreppe hoch ins Schlafzimmer. Dort liegt ihr Mann auf dem Ehebett.

Die Frau kauert sich nun neben ihn, legt sich zu ihm, vielleicht genauso, wie sie es die 32 Jahre ihrer Ehe lang tat. Dann umklammert sie seinen Körper, schaut in seine nur halb geschlossenen Augen, die vor Stunden aufgehört haben zu leben. Und doch flüstert sie, streichelt über sein Gesicht, als wolle sie ihren toten Mann trösten: »Es wird alles wieder gut ... Bleib nur bei mir! Es wird alles gut! Geh noch nicht weg von mir!«

Zwei Rettungssanitäter stehen neben dem Ehebett. Hermann und ich kamen wenige Minuten nach ihnen, wie meist noch vor den Polizisten, kurz nach dem Notarzt, vor der Kripo, vor dem Leichenbeschauer und vor den Bestattern.

Die Frau ruft nun immer wieder den Namen ihres Mannes. Doch Hermanns Stimme beginnt, sie etwas zu beruhigen. Es scheint, als wärmten die Worte die Frau, die da vor ihm steht, friert vor Trauer und bebt.

Es ist düster im Schlafzimmer. Ich bemerke im Halbdunkel zunächst nicht, dass von der Decke noch der Strick hängt. Bis sein abgeschnittenes Ende meine Wange streift. Am Boden vor dem Bett liegt die Schlinge, aus der die Frau ihren Mann gezogen hatte. Am Hals des Toten hat sie eine rote Spur hinterlassen. Ganz bleich ist der Rest seines Körpers.

Eine Farbe, die in der Welt der Lebenden nicht vorkommt. Schlagartig kommt mir ausgerechnet jetzt die Melodie eines berühmten Liedes wieder in den Sinn, dessen wirren Text ich nie ganz begriffen hatte. Jetzt aber wird mir klar, was der Sänger der Band Procol Harum wohl meinte, als er in den Sechzigerjahren »A whiter shade of pale« sang.

Als die Frau des Toten heimkam vor einer Stunde, rief sie nach ihrem Mann. Sie dachte, er habe sich nur kurz hingelegt. Sie ging in die Küche und bereitete sein Lieblingsessen vor, Lasagne. Die steht noch in der Küche. Überall im Haus duftet es nach ihr.

Sie hat lange versucht, ihn aus der Schlinge zu heben,

stemmte minutenlang seinen Körper in die Luft. Bis sie das Seil oberhalb der Schlinge zerschnitt, ihn endlich befreite und auf das Bett wuchtete. Dort liegt er nun wächsern wie eine Schaufensterpuppe in seinem besten Anzug, den er zum Sterben angelegt hatte.

Seine Frau streicht ihm über das blasse Gesicht: »Bleib bei mir!«, flüstert sie. Immer wieder. Bis sie es so leise ausspricht, ja wispert, dass wir nur noch ihre Lippen beben sehen.

Auf dem Nachttisch ihres Mannes liegt das Buch von der Möwe Jonathan. Die träumte und sehnte sich, so ganz anders als ihre meisten Artgenossen. Und zwar davon, nur noch zu fliegen und sich um nichts mehr sorgen zu müssen.

Und wie so oft rät Hermann nun, den Toten letzte Dinge zu erzählen, so auch der Witwe: »Sagen Sie Ihrem Mann, was Sie ihm schon immer haben sagen wollen. Das Gehör stirbt zuletzt, heißt es. Wer weiß, was er nun noch hört.«

Hermann Saur ermuntert sie, den Tod ihres Mannes zu begreifen, im Wortsinn. »Es ist gut, wenn Sie Ihrem Mann nun so nahe sind und ihn berühren«, sagt er und schaut die Ehefrau lange an. Er steht und wartet und wacht mit ihr am Bett. Ich frage, was ich tun kann. Die Witwe bittet um ein Glas Wasser.

Hermann muss nur irgendwo in fremden Räumen so stehen und wirkt schon tröstlich. In seinem Gesicht arbeitet es, wenn er seine Worte abwägt. Er führt die Witwe ins Wohnzimmer und redet mit ihr.

Ihr toter Mann, er war schon vor zehn Jahren in Depressionen gefallen. Und schien doch gerade in den letzten Monaten und Tagen so lebendig. »Wir erleben das oft«, erklärt Hermann Saur der Frau, »wenn sich jemand entschlossen hat zu gehen, dann weitet sich der Tunnel, in dem er lebte. Dann scheint er wie erlöst.«

Das Haus der Familie füllt sich mit fremden Menschen. Ein Notarzt, zwei Sanitäter, zwei Kommissare vom Kriminaldauerdienst kommen, dann zwei Bestatter. Hermann Saur bittet sie um Geduld. Er will den Mann noch herrichten für den Abschied und sagt: »Es ist wichtig, dem schrecklichen Bild, das Sie erleben mussten, ein friedliches entgegenzusetzen.«

Saur fährt dem Toten durch das wirre Haar. Er zieht die Bettdecke hoch bis zum Kinn. So, dass die Wunde der Schlinge am Hals des Mannes verborgen bleibt.

Etwa zwei bis vier Stunden bleibt Hermann vor Ort. Später wird er mir erklären: »Meine Aufgabe ist es, in dieser kurzen Zeit zu schauen, welche Ressourcen den Hinterbliebenen helfen können.« Am Anfang ist er meist der Einzige, der dem Trubel, der ins Wohnzimmer hereinbricht, standhält. Der keine Fragen stellt, sondern einfach nur da ist.

Und der bald danach schon wichtige Weichen stellen kann. »Für die meisten bin ich ein Ersatz für jemand, den sie eigentlich gerne an ihrer Seite hätten: die Tochter in Ingolstadt, den Sohn im Ruhrgebiet oder die beste Freundin. In ihrem Schock kommen sie oft gar nicht auf die Idee, diese Person anzurufen und mitzuteilen, was geschehen ist«, sagt Hermann.

Deshalb unterstützt er nun die Witwe, wie er das schon bei der Mutter im ersten Kapitel tat, der er die Todesnachricht ihrer Tochter überbrachte. Er wird ihr raten, ihre Nächsten selbst anzurufen. Dass der eigene Vater tot ist, müssen die Kinder von der Mutter erfahren und nicht von ihm, einem Fremden. Deshalb gibt er Tipps für die richtige Formulierung und lässt Hinterbliebene auch schon einmal einen Satz üben wie »Hier ist die Mama. Es ist etwas Schlimmes geschehen. Papa ist tot«, bevor der eigentliche Anruf dann passiert. Ein Ziel der Notfallseelsorge sei es, sich überflüssig zu machen. »Wen hätten Sie gern bei sich?«, fragt er nun deswegen die Frau.

Zwei Stunden später sitzen wir mit der Witwe und den herbeigerufenen erwachsenen Kindern am Wohnzimmertisch, und in die Starre der Trauer mischen sich die ersten Schuldgefühle. »Was habe ich bloß übersehen?«, fragt sich die Mutter jetzt, und ihre Kinder legen ihre Arme um sie. Auch sie hadern mit sich selbst: »Hätte ich mir doch mehr Zeit für ihn genommen!«, sagt der Sohn. »Ich war nicht oft genug für ihn da«, erwidert die Tochter.

Immer wieder zweifeln die drei Hinterbliebenen an sich. Und jedes Mal hebt Hermann sanft seine Stimme: »Nein, Sie hätten es nicht verhindern können! Nein. Nein. Nein ...«

Hermann wird mir später erklären: »Die Hinterbliebenen machen sich oft Vorwürfe, vor allem dann, wenn jemand durch Suizid verstorben ist. Umso wichtiger ist die Botschaft, dass sie keine Schuld trifft. Auch damit sich diese Schuldgefühle nicht auch noch einnisten.« Die Frage, ob man das Unheil wohl hätte bemerken können, wenn man nur aufmerksamer gewesen wäre, quäle sie oft schon unmittelbar nach der Todesnachricht. Das komme bei anderen plötzlichen Todesarten kaum vor.

Wenn das Schicksal wie ein Schwergewichtsboxer ausholt, hinterlässt es seine Opfer bestenfalls mit einem Taumeln, meist zwingt es sie – zeitweise – in die Knie. Oft wirft es sie zu Boden. Hermann richtet diese Menschen wieder auf, sodass sie wieder gehen können. Das ist schon viel.

Dann müssen wir wieder los. »Es kann sein, dass Sie in den nächsten Wochen immer wieder sogenannte Flashbacks erleben werden. Vielleicht kehren auch die Bilder ihres toten Mannes unbarmherzig zurück«, sagt er noch zur Witwe. Er kann den Menschen nur in ihrem schlimmsten

Augenblick zur Seite sein. Und so hinterlässt er eine Telefonnummer, empfiehlt noch Adressen von weiterführenden Hilfsangeboten. Nach vier Wochen schickt das Krisen-Interventions-Team (KIT) einen Nachsorgebrief an die Hinterbliebenen mit einem Selbsttest zu ihrer Situation.

Kaum tritt Hermann hinaus in die Nacht, stellt er seinen Notrufmelder am Gürtel wieder auf »einsatzbereit«. Die Instrumententafel und das Cockpit im KIT-Bus leuchten in einem warmen Orange. Es taucht die ganze Fahrerkabine in eine Art Kaminlicht. Und ich bin froh, dass es leuchtet. Nach einem Einsatz hinauszutreten ins Dunkel, fällt mir schwer.

Als Gast an Bord will ich Hermann manchmal aufheitern nach getaner Arbeit. Ich weiß, dass er die Musik von BAP mag, und fange deswegen an, ganz leise ein paar Refrains zu summen. Hermann stimmt sofort ein. Und so fahren wir leise vor uns hinsingend durch das nachtschwarze München: »Verdamp lang her, verdamp lang … Verdamp lang her …« Wir stellen fest, dass wir beide textsicher sind, beherrschen sogar auch die ersten Absätze von »Do kanns zaubre«, und selbst »Kristallnaach« kriegen wir beide zusammen hin. Wolfgang Niedeckens Verse bringen uns beide noch einmal näher, und das Singen tut uns gut.

Ich erzähle Hermann von meinem Leben, weil er mich immer wieder danach fragt. Ich antworte ihm, dass ich immer nach guten Geschichten gesucht habe, natürlich. Auch manchmal nach Schlagzeilen.

Später dann, als ich nur noch Bücher schrieb, nach Heldinnen und Helden für meine Bücher. Aber auch, dass ich den Menschen, die ich bisher begleitet habe, nahekommen und diese Nähe dann in meinen Zeilen weitergeben wollte. Auf dass sich die Leser diesen Menschen ebenfalls nahe fühlen. Ich wollte möglichst vielen ein Gefühl geben für ein Leid, ein Glück und ein Leben.

Ich versuche daher, empfindsam zu sein für das, was ich erlebe mit anderen Menschen. Ich kenne sehr wohl den Unterschied zwischen Empfindsamkeit und Empfindlichkeit. Letztere hätte mir im Weg gestanden. Die Empfindsamkeit aber hat mir sehr viele Wege zu den Menschen eröffnet.

Nachdem ich Zugang zu den Menschen bekam, wollte ich deren Leben empfindsam notieren. Und so Empfindsamkeit bei anderen entfachen. Wie es einem Straßenkünstler gelingt, wenn die Passanten nicht vorbeigehen. Sondern kurz stehen bleiben. Innehalten. Das ist das Schönste.

Dafür muss ich immer wieder genau dorthin. Auf die Straße.

Und auch deswegen fühle ich mich trotz allem wohl mit Hermann in diesen Tagen, auch wenn die Begegnungen mit dem Leid an meine Grenzen gehen und mich verstören. Es heißt, als Journalist müsse man sein Handwerk nicht bloß an der Tastatur, sondern auf der Straße erlernt haben. Am besten dort sogar durchgestanden haben. Man sollte nicht nur den Menschen begegnet sein, nein, am besten sei es, kurz darauf mit ihnen ein Stück ihres Wegs gegangen, in ihren Schuhen gelaufen zu sein. Das gelang mir manches Mal, Gott sei Dank. In den glücklichsten Fällen durfte ich sogar nicht nur auf solchen Wegstücken, sondern in ganzen Leben zu Gast sein. Ich nahm an ihnen Anteil, und manchmal teilte ich sie auch.

Nun, in der Zeit mit Hermann, sitze ich nur wenige Stunden in den Wohnzimmern der Menschen. Aber ich erlebe sie am Tag, der ihre Leben für immer verändert.

Alleine könnte ich das niemals aushalten. So wie Hermann und alle anderen Helfer, die ganz allein im KIT-Bus durch die Nacht eilen, wenn der Tod ins Leben bricht.

Allein auf sich gestellt. Das imponiert mir. Auch deswegen wollte ich einen von ihnen begleiten und über ihn in diesem Buch berichten. Weil ihre Arbeit so wichtig und wunderbar ist. Und so wenig öffentlich wird.

Seit ich mit Hermann unterwegs war, ist eine Freundschaft zwischen uns gewachsen, über die ich glücklich bin. Denn Hermann sieht auf alles Menschliche mit einem zugewandten und liebevollen Blick, aber dieser Blick durchdringt durchaus. Hermann schaut seinem Gegenüber hinter das Gesicht. Dutzende Male haben wir uns seit unseren »gemeinsamen« Einsätzen wiedergesehen und ganz normale Dinge unternommen. Dabei aber immer wieder geredet über seine Arbeit. Wir verstehen uns gut. Denn Hermann ist einer der wenigen Menschen, die einen im Verstehen »sehen«. Und das, was sie da erkennen, geradeheraus aussprechen. Er sieht tiefer als andere und traut sich, darüber zu reden.

Er schätzt das anfallende Unvermeidliche bei seiner Arbeit gut ein und kann beziehungsweise muss sich psychologisch gut abgrenzen. Weil er demütig ist und sich nicht erhebt oder selbst heraushebt für seine Freiwilligen-Arbeit. Weil er weiß, dass er im Sinne eines großen Ganzen agiert, eines humanen Miteinanders.

Manchmal sitzen Hermann und ich nachts bei einem Kaffee. Fast erleichtert bin ich, als er mir nach langer Zeit zum ersten Mal sagt: »Okay, ich gestehe: Ich fühle bei meinen Einsätzen großes Mitleid mit den Menschen. Sie tun mir leid.« Genau das hatte er während unserer Einsätze – professionell wie er nun mal ist – vermieden: dass man ihm anmerkt, wie sehr er mitleidet. Denn sein Mitleid, so erklärt er es, hilft niemanden. Das sei allein die Aufgabe der Nächsten. Von ihnen, von den besten Freunden und Verwandten werde Mitleid sogar gebraucht und sei hilfreich, sagt er. Nicht aber von ihm. Er flüstert mir zu: »Der Hermann, der leidet natürlich mit. Nicht aber der Kriseninterventionshelfer Saur.«

»Und deswegen ist es auch richtig, dass ich immer wieder vor irgendwelchen Türen stehe«, sagt er, schweigt und setzt dann nach: »Das ist mein Zuhause.« Und er meint damit tatsächlich diese ganzen verdammt ortlosen Orte, die er betritt. Diese Treppenhäuser, in denen es bestenfalls nach einem blumigen Putzmittel riecht oder einem guten Essen, das irgendwo auf einem Herd steht. Meistens aber weht durch Treppenhäuser nur Verlorenheit.

So austauschbar und fremd diese Orte einem Laien wie mir erscheinen, desto vertrauter sind sie Hermann. Ich staune und frage ihn erst behutsam, dann ungläubig: »Wie um Himmels Willen kann dir solch ein Ort heimisch sein?« Hermann schweigt. Deswegen setze ich nach: »Ich könnte dich auch fragen: Spinnst du?!«

Hermann nickt. »Ja, fast scheint es so. Aber es ist so, weil ich weiß, was mich hinter der Tür gleich erwarten wird. Das grenzenlose Leid. Doch ich weiß auch, dass es gut sein wird, nun in diese Wohnung hineinzugehen und dieses Leid zu teilen. Und deswegen ist die nächste fremde Wohnung mein Zuhause.«

Hermann und ich gehen jetzt nach dem Einsatz noch irgendwo in einen Dönerladen, der noch aufhat, und die Nacht macht die Sprache einfacher und direkter. Ich sage zu ihm: »Ich sagte ja grad schon, dass du spinnst. Aber mal im Ernst: Normal kannst du doch wirklich nicht sein, dass du deine Freizeit damit verbringst, in diese vielen Abgründe, diese ganzen Höllen reinzulaufen, oder?«

Hermann kaut erst das Stück von seinem Döner fertig, dann lächelt er und antwortet: »Ja, normal ist das nicht. Obwohl ich glaube, dass es eigentlich andersherum gehört: Die, die da hineingehen, sind vielleicht die Normalen. Und die anderen sogenannten Normalen haben das nur verlernt. Oder stehen – wenn sie selbst betroffen sind – so sehr neben sich, dass sie jemand brauchen, der mitten in sich drin ist.«

An dieser Stelle kommen mir wieder die »Personenschäden« bei der Deutschen Bahn in den Sinn, von denen ich am Anfang des Buchs schrieb. Und unsere Gleichgültigkeit, wenn wir im Zug sitzen und von ihnen hören.

Vor vielen Generationen, so nimmt Hermann an, gab es noch viele solcher Menschen, die derart bei sich waren und die anderen beistanden und sie auffangen konnten. Aber in einer Zeit, in der wir den Tod und das Leid immer mehr in die Krankenhäuser und Altenheime outgesourct haben, sind solche Menschen rar geworden.

Wieso ist es so weit gekommen? Vielleicht aus Angst vor unserem eigenen Tod. Wir haben zu lange versucht, den Tod der anderen zu verdrängen, ihn von uns zu weisen. Weil wir uns so auch weniger mit unserer eigenen Sterblichkeit auseinandersetzen müssen, so glaubten wir.

Langsam setzt ein Umdenken ein. Wir beginnen, das Unvermeidliche endlich wieder anzunehmen, statt so zu tun, als ob wir ihm, ausgerechnet diesem Unausweichlichen, ausweichen könnten.

Mit dem Tag, der unser Leben verändert, werden wir nicht dieselben bleiben können. Wir werden nie mehr so wie früher werden. Wir müssen uns eingestehen, dass wir andere geworden sind. Dass wir deswegen auch verändert weiterleben werden. Hermann nennt es »die gute Veränderung«. Nur mit ihr können wir überleben. Indem wir annehmen, dass nichts mehr sein wird, wie es jemals war.

Nicht gerade einfach in einer Gesellschaft, die allzu oft erwartet, dass man weiter funktioniert und berechenbar bleibt. Nach einer viel zu langen Zeit, in der diese Gesellschaft den Tod und das Schicksal so gut es eben ging verdrängt hat, tut es gut, ein paar Menschen zu porträtieren, die genau dorthin schauen, wo wir so gern wegsehen. Die da sind, wo wir lieber nicht sind. Die handeln, wo wir lieber nichts tun.

Menschen wie Hermann sind deswegen die Helden dieses Buchs. Helden der Resilienz. Sie haben keinen Masterplan für den Abgrund, der sich immer wieder einmal vor ihnen auftut. Aber sie haben auch so wenig Angst vor diesem Abgrund, dass sie anderen Mut machen können. Sie stehen stets wieder auf, selbst wenn das Schicksal abermals zuschlägt.

Sie helfen uns zu leben, wenn wir ein Stück von diesem Leben verlieren. Sie stehen bei und spenden uns neuen Mut.

Aber Helden sind auch einige der Menschen in diesem Buch, die auf der anderen Seite standen. Die Opfer des Schicksals wurden, von Tod und Trauer. Jene, denen Hermann oder hoffentlich eine andere Begleitung begegnete, wenn er oder sie an ihren Türen klingelte.

Im Herbst 2020 und im Winter 2021 sitze ich mit Hermann noch einmal für dieses Buch zusammen. Er ist nicht mehr Leiter der Münchner Notfallseelsorge und erst einmal auch nicht mehr ehrenamtlicher KITler. Er ist 66, im Ruhestand, und zog zusammen mit seiner Frau Eveline von Bayern nach Nordrhein-Westfalen, um näher bei seinen Enkeln zu sein. Er hat ganz schön abgenommen für sein neues Leben und will dieser neuen Wirklichkeit, so scheint es, mit einer neuen Leichtigkeit begegnen. Den alten Panzer braucht er nicht mehr als Rentner.

Die vergangenen zehn Jahre hatte Hermann seinen Pieper auf »Stufe 2« geschaltet. Jeden Tag, jede Nacht. »Status 2« heißt »permanent abrufbar«. – Erst jetzt merkt er, wie sehr es ihn entspannt, nicht mehr »Status 2« zu sein.

Und so frage ich ihn, welcher seiner Einsätze in diesen zehn Jahren ihm noch am deutlichsten durch den Sinn geht.

Hermann stutzt, schweigt lange. Dann sagt er: »Fast alle Details dieser Einsätze sind in meiner Erinnerung verschwommen. Denn dafür waren es zu viele. Zu viele Fälle, die ich betreut habe.«

Ich staune. Kann das kaum glauben. »Ich sehe manchmal nur ein paar verblasste Bilder vor mir. Vielleicht diese eine Frau, deren Mann verunglückte und die kurz darauf auch noch ihr Kind verlor ... Ja, die taucht noch manchmal auf. Aber auch nur von Weitem.«

Vielleicht ist er deswegen so stark geblieben und konnte immer weitermachen, denke ich. Weil er, so berechenbar und bekannt das klingt, vor allem nach vorn schaut. Und sich selbst immer zurückgenommen hat in seiner Arbeit für die anderen.

Ich frage ihn, wie sehr ihm die Arbeit für die Seelen der anderen selber die Seele aufgekratzt, vielleicht sogar verletzt hat? Er lächelt: »Nein, ich glaube, ich bin heiler aus der Sache herausgegangen, als ich hineinging. Ich fühle mich heil.«

Wenn er heute noch einmal durch München fährt, sieht er hinein in all die Straßen, in denen er schon vor Türen stand. Es tut ihm nicht weh. Ganz im Gegenteil. »Es war gut, dass ich dort überall mal war«, sagt er.

Ich frage ihn noch nach seinen Träumen, jenen, die nachts immer wiederkehren. »In denen laufe ich irgendwo entlang und komme nicht rechtzeitig an«, erwidert er, und dann überlegt er lange, warum das wohl so ist. Um sich die Antwort selbst zu geben: »Vielleicht habe ich Angst, irgendwo, wo ich gebraucht werde, nicht anzukommen ...« In Wahrheit kam Hermann immer dort an, wo er gebraucht wurde. Und wenn ihm was im Wege stand, schaltete er das Blaulicht ein.

Wirft denn das alles, was er im Wachen und Träumen erlebte, gar keinen schweren Schatten? Da muss er noch mal grübeln. Ja, doch, jetzt fällt ihm eine Sache ein. Er erzählt von einem Vater, der sich auf den Weg zum Kreißsaal machte mit dem Auto, wo seine Frau auf ihn wartete, kurz vor der Niederkunft. Der Mann kam nie dort an, sondern verunglückte auf halber Strecke.

»Wie war diese Begegnung für dich?«, frage ich ihn. Hermann zuckt mit den Schultern. »Nein«, sagt er, »ich war gar nicht dort, ich kenne die beiden nicht. Ich habe nur von diesem Unfall in der Zeitung gelesen. Vor einem Jahr. Aber diese Geschichte lässt mich bis heute nicht los. Ich träume von ihr. Und bete jede Nacht für diese Mutter.«

Sie also bleibt in Hermanns Gedanken. Vielleicht, weil er ihr nicht beistehen konnte. Allein schon dafür bewundere ich meinen Freund einmal mehr. Er sagt jetzt: »Ich wünsche dieser Frau so sehr, dass es ihr besser geht. Und dass es vielleicht in dem Moment, wo sie davon erfuhr, einen Hermann gab, der das übernahm.«

So gut sich Hermann in andere hineinversetzen kann, so selten offenbart er sich, wenn ihm ein Einsatz schmerzlich naheging. Und so erzählt er mir erst jetzt, wie er im Jahr 2016 an den Gleisen des Zugunglücks von Bad Aibling stand. 12 Menschen starben damals, und 89 wurden teils schwer verletzt. Ursache war menschliches Versagen des Fahrdienstleiters.

Einer seiner ehemaligen Feuerwehr-Kameraden saß und starb in diesem Zug. Hermann war dabei, als er geborgen wurde, und er betreute danach die Familie seines alten Kollegen. Eine Woche später legte er sein Diakon-Gewand an, segnete ihn aus und beerdigte ihn. Und all die Feuerwehrleute standen mit ihren Ausgehuniformen um das Grab herum.

Das war auch für Saur ein Augenblick, in dem ihm der Schmerz unter die eigene Haut kroch. »Als der Sarg in die

Erde gesenkt wurde, konnte ich mich nicht wie sonst vom Schmerz distanzieren. Da kam er so nah an mich heran, wie man sich das nur denken kann. Ich bin natürlich nicht gegen ihn gefeit.« Und doch gab es auch etwas, das ihn trug an diesem Tag: »Dass die Familie des toten Kameraden eine Fürbitte für den Fahrdienstleiter aussprechen ließ, beeindruckte mich zutiefst.« Für jenen Mann, der die Schuld trägt am Unglück.

Viele Menschen fragen ihn, warum Gott solch ein Leid zulasse. Saur antwortet: »Ich glaube, dass Gott nicht entscheidet, was ich an Schmerz erleben muss und was nicht. Ich glaube, dass er mitten im Leid gegenwärtig ist. Er saß mit den Opfern im Zug von Bad Aibling.«

Als wir eines Nachts wieder zurückkehren in sein kleines Haus, sagt er: »Es war ein glücklicher Tag.« Er meint das ernst. Glücklich ist er, weil er Menschen in Not helfen konnte. Er staunt oft selbst darüber. Und auch, weil ihn das Schicksal, dem er sich so hartnäckig stellt, bisweilen relativ »verschont« hat, wie er es nennt.

Ich gehe ins Gästezimmer, Hermann zu seiner Frau Eveline ins Schlafzimmer. Sie wartet wie immer auf ihn, um alles Erlebte zu besprechen, um die schmerzlichen Bilder, die ihm noch vor Augen stehen, zu mildern. »Er belastet mich damit nicht«, sagt die ehrenamtliche Krankenhausseelsorgerin, »er kann nicht anders.«

An der Wand seines Arbeitszimmers hängt das Gedicht von Rilkes Panther:

Sein Blick ist vom Vorübergehn der Stäbe
so müd geworden, dass er nichts mehr hält.
Ihm ist, als ob es tausend Stäbe gäbe
und hinter tausend Stäben keine Welt.

Daneben steht eine Madonna aus Holz.

»Die Unerträglichkeit des Schicksals«, die sei es immer gewesen, sagt er. Sie war immer sein Antrieb, wieder loszufahren mitten in der Nacht und irgendwo zu klingeln. »Seine Unerträglichkeit und seine Gnadenlosigkeit.«

Und dann sei es im Leben ja immer so wie in diesem Lied von Alphaville, »Forever young«. Darin heißt es: »Hoping for the best, but expecting the worst.« Auf das Beste hoffen, aber das Schlimmste erwarten.

Warum er aber all das Schlimme auf sich nimmt, frage ich Hermann nun ein letztes Mal, denn er wich meiner Frage bisher meistens aus. »Warum stellst du dich immer wieder dem Leid, wenn es so unerträglich und gnadenlos ist?«

Da schweigt er erst lange. Aber dann antwortet er: »Frag mal einen Bergsteiger, warum er einen Berg hinaufklettert. Weil der Berg da ist, wird er dir vielleicht sagen ... So ist es auch bei mir und dem Leid. Ich tue das, weil es da ist.«

Dank

DIESES BUCH IST BEREITS EIN DANK an ganz besondere Wegbegleiter. Denn das, was ich mit Ihnen und euch erlebt habe für dieses Werk, markiert einen großen und aufregenden Teil meines Lebens.

Danke an dich, Hermann.

Danke an dich, Lea.

Danke an dich, Paula, die du eigentlich anders heißt.

An dich, Jenny, auch du trägst einen anderen Namen.

An dich, Linda. Auch du hast ein neues Leben begonnen mit neuem Namen.

An dich, Ines.

An dich, Daniel.

An dich, Hubert.

An dich, Konstantin.

An dich, Udo.

An dich, Mario.

An dich, Heinz Rudolf.

An dich, Jan.

An dich, Peter.

An Sie, lieber Hans-Dietrich Genscher.

An Sie, lieber Thomas Gruber.

An dich, Hamoudi.

Wenn dieses Buch erscheint, bist du, liebe Frauke, fast auf den Tag genau 20 Jahre lang im Himmel. Alles, was aus mir wurde, verdanke ich dir. An alles, was ich berühre in diesem Buch, hast du mich herangeführt. Und mich geleitet.

Danke, dass ich dir noch einmal so nahe sein konnte beim Schreiben. Und dass die, die dir nahe waren, dich noch einmal erahnen in und zwischen den Zeilen. Meine Alexandra, die du im Leben nicht kennengelernt hast, fühlt, wer du warst. Ich danke ihr dafür, dass sie bei mir ist.

Danke an dich, Frank S., und an dich auch, Frank B., für das Gefühl von Heimat. In Erinnerung an deine Mutter.

Danke an meine treuesten Lindianer Stefan und Imke, die immer die Lage für mich checken. An Suzi und Marco. An Romy und Gaby. An Chris Ötte für die Musik und den Gesang. Und an Jane und Karsten für euer Beispiel, was Liebe ist. An die Menschen, die ich liebte und liebe, die andere Wege gingen. Ich denk an euch, Lutz und Ellen.

An meinen Volker, mit dem ich in Gedanken immer wieder der Junge aus dem Kohlenpott sein kann. An meine Vorbild-Frau Jutta. An Johannes und Stefan – mit viel Glück für eure Liebe. An meinen Pfarrer Rainer Maria Schießler. An meine wesensverwandten Kollegen Feli und Olli. An Carsten, Jens und Wolfgang. Nicole und Martin. Ines. Reiner. An Jessie. Hubertus. Maria. Roderich und Isabella. Agnes. Annette. Didi. Cordula. Betty. Thomas und Marc. Markus. Stefan. Mirjam. Sandra. Dirk. Regina. Ben. Astrid. Julie. Eva. Alex. Carin. Georg. Anja. Maren und Heinrich. Peter. Beatrice. Anke. Roland und Ulrike. Kerstin. Christian. Kathleen. Judith. Julitta. Martin und Steffi. Annette und Hubertus, Martina und Andreas und Nicole. Gerhard. Regina. Karsten und Christel. Britta. Anja. Christoph. Anke. Rudi und Ulrike. Leo. Werner und Ilse. An Ulrike und Rainer besonders.

Ich bin sehr froh, dass es dir, Kapitän und Gleichgesinnter auf allen Sieben Meeren, Klaus Mewes, wieder gut geht und du wieder zurück bist auf See. Und dass Sie, mein lieber Hansi Schönbeck, nach unserem Buch »... und nie kann ich vergessen« in diesen Tagen Ihren 100. Geburtstag feiern!

Ich danke meinen engsten Freunden Stefan, Harry, Anja-Maria, Axel, Frank, Viola, Matthias, Ecki, Michael und Herb.

Dank an meine Nord-Freunde Norbert und Doris im Zirkuswagen, der dort steht, wo ich mich hinsehne: zwischen den Bäumen meiner Kindheit. Da, wo auch ihr seid in meinen Gedanken: Antje, Hartmut, Meike und Jochen. Wulf und Gudrun, Synje und Imke.

Danke an Kathrin, meine Agentin, die mich so wunderbar auf meine Lesereisen schickt. An die 250 Auftritte sind es jetzt schon.

Ich danke meiner wunderbar feinsinnigen Kollegin Dr. Heike Wolter, die dieses Buch lektoriert hat, und dem Team des Heyne-Verlags.

Bildnachweis

Coverbild U1: Shutterstock.com/matsiukpavel

Bilder im Innenteil: Alle Bilder stammen aus dem Privatarchiv von Tim Pröse, mit Ausnahme von:
Seite 15: Hermann Saur
Seite 56: Ralf Scherer/ralfscherer.com
Seite 59: Ralf Scherer/ralfscherer.com
Seite 120: Thorsten Jander
Seite 134: Picture Alliance/dpa/DB Ingo Wagner
Seite 148: Picture Alliance/dpa/Alexander Rüsche
Seite 192: Kai-Andre Weise
Seite 203: Maya Claussen Photography
Seite 214: Thomas Pflaum/leben-ohne-kohle.de
Seite 219: Thomas Pflaum/leben-ohne-kohle.de

Quellen

Liedtexte

Alexa Feser: Gold von morgen
Musik & Text: Alexa Feser & Steve van Velvet
© Hanseatic Musikverlag GmbH/Dolcerita Publishing E.KFR.

Axel Bosse: Das Paradies
Musik & Text: Axel Bosse
© Oton Musikverlag Inh. Martin Propp E K

Hans Albers: Und über uns der Himmel
Musik: Theo Mackeben
Text: Michael Freytag
Interpret: Hans Albers
© by Musik-Edition Europaton/Peter Schaeffers

Heinz Rudolf Kunze: Der schwere Mut
Musik: Heinz Rudolf Kunze & Michael-Uwe Franke
Text: Hein Rudolf Kunze
© SMV Schact Musikverlage GmbH & Co KG

Heinz Rudolf Kunze: Hunderttausend Rosen
Musik: Leo Schmidthals & Jörg Sander
Text: Heinz Rudolf Kunze
© 2008 Weltverbesserer Musikverlag GmbH/Universal Music Publishing GmbH/Jörg Sander

Heinz Rudolf Kunze: Komm kleine Fee
Musik & Text: Heinz Rudolf Kunze

Heinz Rudolf Kunze: So wie Du bist
Musik & Text: Heinz Rudolf Kunze

Konstantin Wecker: Ich möchte weiterhin verwundbar sein
Komposition und Text: Konstantin Wecker

Konstantin Wecker: Ich singe, weil ich ein Lied hab
Musik & Text: Konstantin Wecker

Udo Lindenberg: Muss da durch
Musik: Henning Gehrke, Martin Tingvall, Udo Lindenberg, Vince Bahrdt
Text: Udo Lindenberg, Beatrice Reszat, Simon Mueller-Lerch

Udo Lindenberg: Stark wie Zwei
Musik: Annette Humpe
Text: Udo Lindenberg

Texte

Hanns Dieter Hüsch: Der liebe Gott in Dinslaken

Hanns Dieter Hüsch: Ich bin vergnügt

Hermann Hesse: In Sand geschrieben

Hilde Domin: Brief an den Bruder

Max Hayek: Das Leben, das ich selbst gewählt

Rainer Maria Rilke: Der Panther